Dr. Angela Wucher

Heilpflanzen für die seelische Entwicklung

Dr. Angela Wucher

Heilpflanzen für die seelische Entwicklung

24 Helfer für seelische Stärke und psychische Heilung

nymphenburger

INHALT

VORWORT

Im wissenden und bewussten Betrachten
und Erkennen der Pflanzen
liegt eine große Kraft,
die uns auf unserem Weg zur Heilung hilft.

Pflanzen sind seit Anbeginn der Menschheit unsere Begleiter, sie geben uns Wärme, ein Obdach, Kleidung, sie sind Nahrung und Medizin für uns. Zu allen Zeiten und in allen Kulturen gab es ein Wissen über die Heilwirkung von Pflanzen und immer gab es Menschen, die sich sehr gut damit auskannten und die sowohl sich selbst als auch ihr Umfeld mit diesem Wissen heilen konnten.

Überall um uns herum finden wir heilende Pflanzen, auch wenn wir den Zugang zu ihnen und damit zu ihren Heilkräften verloren haben und ihr fast unerschöpfliches Potenzial meist in Vergessenheit geraten ist.

Pflanzen sind mit sich selbst und ihrer Umgebung im Einklang. Ihnen fehlt nichts zur Vollkommenheit. Sie sind im wahrsten Sinne eine in sich ruhende, heile und heilende Welt. Deshalb können Pflanzen uns helfen, wenn wir in seelischen Prozessen ins Stocken geraten und scheinbar heillos von der Rolle sind. Wir müssen nur zulassen, dass Pflanzen ihre ausgleichenden und heilenden Eigenschaften auf uns übertragen.

Die gute Nachricht ist, dass wir die hilfreichen Wirkstoffe unserer Wald- und Wiesenpflanzen nicht nur über das Essen und Trinken in uns aufnehmen können. Denn sie wirken in der Tat ebenso über das Auge, durch bloßes Betrachten: Angenehme, wohlproportionierte und farblich anregende Kombinationen fördern unser Wohlgefühl. Die Pflanzen wirken aber auch über die Nase, durch pures Einatmen. Über den Riechnerv gelangen die Düfte direkt von der Nasenschleimhaut in unser Gefühlszentrum im Gehirn. Die Duftstoffe unserer heilenden Pflanzen wirken also direkt auf unser limbisches System, von wo aus sie unsere Stimmung und unser Wohlbefinden beeinflussen.

Unser Tastsinn vermittelt beim Fühlen der Pflanzen anregende, beruhigende oder uns erregende Wahrnehmungen, wir fühlen uns magisch angezogen vom Streicheln der Blätter und Rinden.

Ebenso nehmen wir Pflanzen mit dem Ohr auf: Wer schon einmal an einem warmen Frühlingstag unter einer Birke gesessen hat, deren Blätter leise im Wind rascheln, der hat gespürt, wie die Gedanken auf die Reise gehen, als sei man am Meer. Die Beispiele für den wohltuenden Einfluss der Natur auf unsere Psyche sind unzählig.

Mit diesem Buch sollen die Leserinnen und Leser erfahren, wie es ist, in den Kosmos der Pflanzenwelt einzutauchen, dadurch wieder in Kontakt mit der eigenen Natur zu kommen und Heilung zu erleben. Dieses Eintauchen erfolgt sowohl geistig-meditativ, also durch ein Nachdenken und Sichversenken (Kontemplation), als auch in den Übungen körperlich-sinnlich, d. h. durch Betrachten, durch Riechen und Schmecken, durch Berühren und Hören. Intuitiv fühlen wir uns zu bestimmten Zeiten zu einer Pflanze hingezogen – immer dann, wenn wir ihre Eigenschaften am meisten in unserem Leben brauchen.

Je tiefer wir uns auf die uns umgebende Natur einlassen, umso mehr wird sie auf uns zurückwirken und uns in seelische Bewegung bringen. Sie wird uns ermutigen und trösten, uns stützen und schützen, je nach dem, was unsere Seele gerade benötigt.

Bei der Auswahl aus dem riesigen Pflanzenreich waren leitende Gedanken die Zugänglichkeit, Bekanntheit und Häufigkeit der Pflanze in unserer heimischen Natur.

Der Schwerpunkt des Buches liegt auf der Beziehung und Wechselwirkung zwischen unserer Seelenebene und den helfenden Pflanzen. Dabei will und kann dieser kleine Ratgeber hinsichtlich der heutzutage weitverbreiteten psychischen Leiden weder medikamentöse noch psychotherapeutische Hilfen ersetzen. Krankheiten können nicht durch eine Pflanze allein, sondern nur durch eine Änderung der Lebenshaltung geheilt werden.

Doch Pflanzen können Prozesse anstoßen und uns helfen, über unsere Lebenshaltung nachzudenken. Allein die meditative Betrachtung einer heilenden Pflanze und das In-sich-Aufnehmen ihrer Wirkprinzipien kann für die Leserinnen und Leser eine wertvolle Unterstützung auf ihrem Weg zur Heilung sein. Denn im wissenden und bewussten Betrachten und Erkennen liegt eine große Kraft. Wir sollten sie nicht ungenutzt lassen.

WER BIN ICH?

Eines der zentralen Prinzipien der Seele ist die Wiederherstellung von Ordnung. Jedes Lebewesen strebt nach Ordnung und Harmonie.

Wie häufig sagt jemand mit seelischen Problemen: »Zurzeit bin ich nicht in meiner Mitte. Ich weiß überhaupt nicht mehr, wer ich bin. Ich kenne mich selbst nicht mehr.« Ein Mensch, der sich so fühlt, ist aus seiner Ordnung gefallen und spürt genau, dass etwas aus dem Lot geraten ist. Ist die innere Ordnung nicht gegeben, hat man oft mit Schlafproblemen zu kämpfen, macht die Nacht zum Tage und kommt morgens nur mit größter Anstrengung aus dem Bett. Dadurch verliert man an Antrieb und Schwung und fühlt sich gestresst. Der ganze Mensch fühlt sich in Unordnung und schafft immer mehr Unordnung um sich herum.

Schlafstörungen gehören mit zu den häufigsten Beschwerden. Die Ursachen dieser Störungen sind unterschiedlicher Natur: Bei einer *Einschlafstörung* hat man Schwierigkeiten, vom Tag loszulassen und sich der Nacht anzuvertrauen. Probleme werden hin und her gewälzt, Lösungen gesucht und eigene Fehler kritisiert. All dies führt zu fehlender Leichtigkeit beim Einschlafen. Man kann erst einschlafen, wenn gedanklich die Probleme des Tages geordnet sind. Hilfreich könnte es sein, die Sorgen schriftlich in einem Tagebuch niederzulegen und anschließend einen kleinen Abendspaziergang machen. Im Gehen den Kopf freizubekommen, die Natur zu spüren und den Körper angemessen auszulasten ist eine sanfte Vorbereitung auf den baldigen Schlaf, genauso wie Yoga oder Meditation.

Bei einer *Durchschlafstörung* hingegen wacht man ein- oder mehrmals in der Nacht auf. Man liegt dann oft lange wach und wälzt Gedanken und Probleme, man grübelt, ohne wirklich etwas zu lösen. Eine häufige Ursache liegt im Verdrängen unangenehmer Gefühle und Gedanken tagsüber.

Schließlich gibt es das Früherwachen, das den Menschen meist deutlich vor dem Tagesbeginn weckt. Dieses Phänomen geht häufig mit einer Antriebsstörung einher, also mit einem Darniederliegen vitaler Lebensimpulse und dem alles beherrschenden Gefühl, dass der kommende Tag wie ein Berg vor einem liegt. Diese Art der Schlafstörung ist fast immer bei Depressionen zu finden. Betroffene kommen morgens sehr schlecht aus dem Bett, und nur ganz allmählich verbessert sich die Stimmung im Tagesverlauf.

Bei Durchschlafstörungen sowie dem Früherwachen ist es sinnvoll, sich nicht zu ärgern, sondern das Bett zu verlassen und sich einen kuscheligen Platz zu suchen, an dem man sich dann eine Weile mit aktivem Nachdenken beschäftigt. Der Ortswechsel ist deshalb sinnvoll, weil das Bett dem Schlafen vorbehalten sein sollte, insbesondere bei Schlafproblemen.

Die Einstellung macht den Unterschied: Manche Sorge, die des Nachts sehr groß und beängstigend erscheint, schrumpft bei Tageslicht zu einer Nichtigkeit und ist es oft nicht mehr wert, beachtet zu werden. Darüber hinaus ist nicht auszuschließen, dass das nächtliche Nachdenken einen klugen Gedanken, eine Art Geistesblitz enthält, den wir mit in den neuen Tag hineinnehmen und durchdenken können. Das geschieht besonders in Umbruchzeiten, dann scheint das nächtliche Erwachen sogar einen Sinn für uns zu ergeben und ein geradezu gesunder Teil des Umbruchs zu sein.

Guter Schlaf ist für unsere Gesundheit von grundlegender Bedeutung und wir können uns Hilfe aus dem Pflanzenreich holen. Pflanzen helfen uns auf eine ganzheitlichere Weise, unseren natürlichen Rhythmus zu stärken und die Ursachen für unsere Defizite zu beheben.

Lavendel, die Pflanze der inneren Balance

Lavandula angustifolia

Echter Lavendel ist eine Lavendel-Art aus der Familie der Lippenblütler (Lamiaceae). Er beruhigt, gleicht aus, macht Mut und verhilft zu besserem Schlaf.

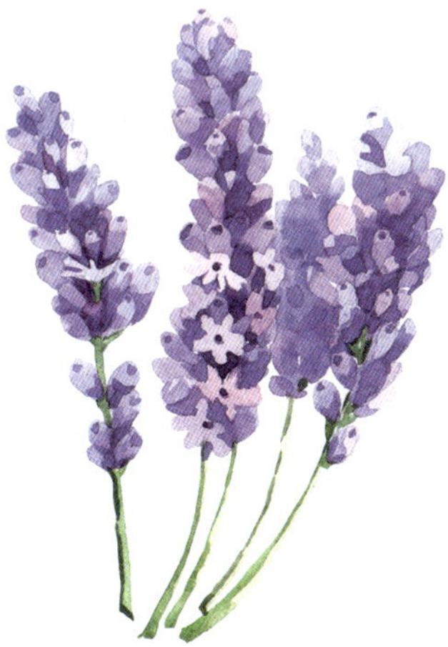

Die Pflanze für die innere Mitte ist in besonderer Weise der Lavendel. Er ist eine starke Schutzpflanze des Menschen und gehört neben der Schafgarbe, dem Salbei und der Rose zu den berühmten »Mittlerpflanzen«. Das bedeutet, dass der Lavendel ausgewogen in der Mitte ist zwischen oben und unten, Himmel und Erde, männlich und weiblich. Er ist zu gleichen Teilen offen, weich, sanft und kühlend und doch auch verschlossen, hart, streng und feurig.

In Balance kommen

Mit diesen zu einer Einheit verschmolzenen Gegensätzen gelingt es dem Lavendel, auch uns auszugleichen: Wenn wir stimmungsmäßig überdreht sind, dann beruhigt er uns. Wenn wir traurig und niedergeschlagen sind, dann erhebt er unser Gemüt. Mit seinen gleichermaßen anregenden wie beruhigenden Anteilen bringt er uns in unsere Mitte zurück. Sein milder und ausgleichender Duft stärkt die Mitte in uns und hilft, dass wir uns gegen den Alltagsstress abgrenzen können. Lavendel hilft auch bei depressiven Erkrankungen sehr gut. Er stabilisiert die Stimmung, wirkt befreiend und angstlösend, sodass wir wieder ins Lot kommen.

Wer die südfranzösischen Lavendelfelder kennt, der weiß, wie einen schon allein der Anblick der lilablaufarbenen Wogen mit ihrer Regelmässigkeit fröhlich und zuversichtlich stimmt. Überhaupt ist der Lavendel ein wirkmächtiger Heiler. Der botanische Name des Lavendels leitet sich vom lateinischen »lavare« ab, also »waschen«. Der unschuldige und reine Duft des Lavendels kann auch »Unreinheiten« von Körper und Seele abwaschen. Seine würzige Frische hilft uns dabei, den Kopf von beklemmenden Gedanken zu befreien und sich wie neugeboren, unschuldig und rein zu fühlen.

Loslassen können

Insgesamt ist in besonderer Weise der Lavendel ein Spiegel für das, was uns in unserem stressigen Alltag zu oft fehlt: ein Ausgleich, ein Loslassen vom Stress, ein tiefes Durchatmen, bevor es weitergeht. Seine milde Strenge ist perfekt, um uns immer wieder zu erinnern, dass wir bei allem Tun und Schaffen dennoch eine innere Mitte besitzen, die wir wieder stärken müssen, um im Außen kraftvoll wirken zu können.

Es ist daher wichtig, den Schlaf sowie regelmäßige Entspannungszeiten zu pflegen. Abends allmählich abschalten können und Ruhe einkehren lassen, all unsere überdrehten Emotionen und verdrehten Gedanken für heute loslassen können, denn morgen früh geht es ja weiter, aber jetzt dürfen wir schlafen. Und der Lavendel hilft uns dabei. Mit einer Duftlampe im Schlafzimmer und zwei Tropfen Lavendel darin können wir uns gut auf das Einschlafen einstimmen.

Der Lavendel hilft uns bei Trennungen und Übergangssituationen, in denen wir Altes loslassen müssen und das Neue uns erschreckt. Er ist ein Begleiter über die Schwelle, er tröstet uns und gibt uns das kindliche Vertrauen zurück, so wie es beim Einschlafen auch sein sollte – loslassen und sich dem Schlaf anvertrauen. Lavendel schützt uns vor übertriebenen Ängsten, versöhnt den Kopf mit dem Gemüt und schenkt uns Sicherheit, die wir benötigen, um gut zu schlafen.

Sich mit dem Göttlichen verbinden

Auf der seelischen Ebene geht es beim Lavendel um die innere Mitte, das Zentrum des Menschen. Ausgleich, Regelmäßigkeit, Struktur und Harmonie sowie die Suche nach Schönheit und Reinheit sind Urbedürfnisse eines jeden von uns. Die Farbe des Lavendels, ein tiefes Lila, erinnert uns an Transzendenz und Spiritualität. Sie symbolisiert die Sehnsucht nach etwas anderem, Nichtmateriellem, das nicht Erde und nicht Sorge ist. Der Lavendel verkörpert sowohl die Sehnsucht nach der Unschuld als auch nach der Botschaft, dass es uns jeden Tag möglich ist, neu anzufangen. Ein echter Mutmacher für uns Menschen ist er, der Lavendel, sowie ein Erinnerer an unsere himmlische Herkunft. Seine lila Farbe steht auch für Aufbruch und Kreativität, den Neubeginn und die Entschlussfreude.

Über sich hinauswachsen

Der echte wilde Lavendel wächst auf steinigen, trockenen Böden in Höhenlagen. Zur Blütezeit wachsen die Blütenstände weit über die Blätter hinaus und ergeben durch ihre große Anzahl das schöne Bild kleiner Büsche. Der Lavendel braucht wenig Wasser und ist nicht verwöhnt. Mit nächtlicher Kälte kommt er genauso zurecht wie mit mediterraner Sonne und Hitze. Kann es eventuell sein, dass auch wir Menschen ganz gut mit schwierigen Situationen zurechtkommen können wie der Lavendel? Dass wir uns genauso gut wie der Lavendel anpassen können und vielleicht dann und wann sogar Herausforderungen benötigen, um zu wachsen?

In diesem Sinne sollte man Schlafstörungen vielleicht auch als Herausforderung begreifen. Als Herausforderung, besser zu verstehen, was einen umtreibt, um dann, durch dieses Verstehen, innerlich zu reifen und zu wachsen, auch bei widrigen Umständen. Etwas bewältigen zu können, Krisen durchstehen zu können und sogar stärker daraus hervorzugehen, ist nicht nur möglich, sondern etwas zutiefst Menschliches. Wir sind hier, um zu wachsen, in die Höhe, in die Tiefe, wir sind hier, um mehr wir selbst zu werden.

ANLEITUNG

MEDITATION

Ich hülle dich ein in einen lila Mantel. Er gibt dir Sicherheit und Schutz. Du darfst ruhen wie ein kleines Kind im Schoß seiner Mutter. Sei behütet und beschützt, eingehüllt in zartes Lila, aufgefüllt mit tiefem Blau. In meinem Schutz darfst du ruhen und sorglos sein. Du darfst träumen von deinem besseren Ich. Du darfst dich lösen von altem Kummer. Du darfst den Duft der Freiheit spüren. Deine Schmerzen verwandele ich in einen Segen, deine Traurigkeit in Freude, deine Sorgen in Mitgefühl, deinen Ärger in Dankbarkeit. Mein blaues Leuchten gibt dir Flügel, auf denen du dich aufschwingen kannst in deine wiedergewonnene Freiheit.

Das eigentliche Problem erkennen

Bei der seelischen Arbeit kann der Lavendel hervorragend helfen, da er uns eine gewisse Distanzierung ermöglicht, mit der wir sozusagen wie von außen auf unsere Probleme schauen können. Dadurch analysieren wir unseren Anteil an den Problemen und trauen uns zu, uns zu verändern.

Der Lavendel als unser Verbündeter ruft uns zu: Du bist nicht dein Problem! Du bist größer als all deine Probleme! Vergiss das nicht.

Zu benutzen ist der Lavendel als ganze Pflanze, als ätherisches Öl für Duftlampen oder Massagen, als getrocknete Pflanze kopfüber aufgehängt im Schlafraum oder in Duftkissen. Sogar als Tee hilft er uns, über mehrere Wochen täglich getrunken.

REZEPT

Schlafstörungen

Bei Schlafstörungen hilft abends ein sehr warmes Fußbad mit drei Tropfen ätherischen Lavendelöls. Nach wenigen Minuten breitet sich Entspannung im Körper aus und mit warmen Füßen schläft es sich besonders im Winter sehr leicht ein.

Nervöse Herzbeschwerden

Bei nervösen Herzbeschwerden kann man ein Hautöl mit wenigen Tropfen Lavendelessenz anreichern und über der Herzgegend verreiben. Lavendel senkt zu hohen Blutdruck und kann bei Herzklopfen oder Herzzittern zur Beruhigung führen.

Rosmarin, der Strukturgeber

Rosmarinus officinalis

Der Rosmarin ist eine Pflanze aus der Familie der Lippenblütler (Lamiaceae). Er richtet auf, zentriert, strukturiert das Denken und schenkt geistige Klarheit.

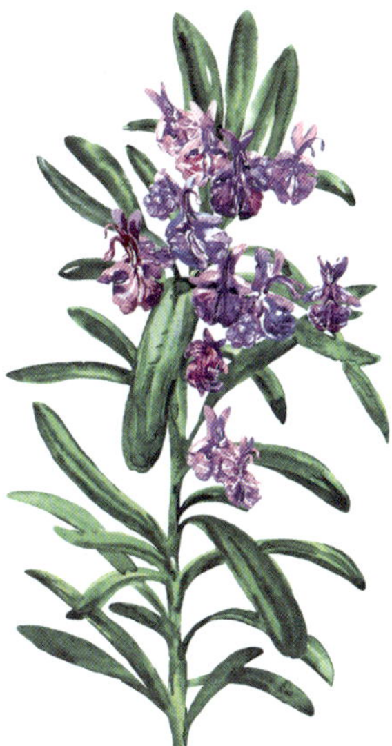

Eine wichtige Pflanze, die uns aufrichtet und zentriert, ist der Rosmarin. Im Gegensatz zum Lavendel, der ebenso aus der Familie der Lippenblütler stammt, sitzt der Duft des Rosmarins allerdings mehr in den Blättern als in den Blüten. Die gesamte Pflanze sieht streng strukturiert aus und genauso wirkt sie auch.

Geistige Klarheit erlangen

Rosmarin ist klar und streng, er gilt auf der mentalen Ebene als nervenkräftigend. Bei nervlicher Zerrüttung, vor allem in Zeiten, in denen man vor Kummer zerfließen könnte, hilft er dabei, sich zu zentrieren und zusammenzunehmen. Er schenkt geistige Klarheit und innere Stärke. Rosmarin unterstützt im Menschen das Streben nach geistiger Struktur und richtet ihn auf, wenn er zu stark durchhängt. Überbordendes seelisches Empfinden wird begrenzt, der Rosmarin hilft uns aus den ausufernden Gefühlen heraus.

Die Emotionen ins Gleichgewicht bringen

Diese Pflanze hilft besonders Menschen, die in ihre Emotionalität verstrickt sind, die sich von ihren schnell wechselnden Gefühlen jagen lassen und sich zu sehr mit ihren Gefühlen identifizieren. Das führt im Einzelfall zu oberflächlichem und wenig überlegtem Handeln. Wer nicht gelernt hat, auch seinen eigenen Emotionen gegenüber kritische Distanz zu wahren, wird von ihnen gejagt. Es ist jedoch nicht so leicht, sich selbst kritisch zu betrachten. Der Mensch braucht Mut, der sich auf die Reise machen will zur Selbsterkenntnis. Es braucht Mut, Bescheidenheit, Demut und den Willen, nicht immer und zu jeder Zeit seine eigenen emotionalen Bewegungen zu wichtig zu nehmen. Vielleicht könnte es helfen,

ANLEITUNG

YOGAÜBUNG

Stehende Asanas wie der Berg, Tadasana, können bei richtiger Ausführung das Gefühl der Erdung unterstützen und so Beständigkeit in das alltägliche Leben bringen.

Stelle dich vor einen Rosmarinbusch, streiche mit den Händen einmal durch seine Nadeln und lege dann deine Hände auf dein Gesicht. Schließe die Augen und atme tief ein.

Jetzt stelle dich hüftschmal, lasse deine Füße fest auf dem Boden verwurzeln und bringe dich in eine gute Aufrichtung. Spanne deine Muskeln an, lass dein Becken vor und zurück kippen und bleibe in der Mitte. Richte deine Wirbelsäule auf, ziehe die Schultern nach hinten unten und richte den Kopf auf. Das Kinn darf dabei wieder etwas nach unten kippen. Achte auf deinen Atem und lasse ihn durch deinen Körper strömen. Richte nun deinen Blick auf den Rosmarinbusch vor dir und verbinde dich mit seiner Aufrichtung.

Bleibe einige Augenblicke sanft aufgerichtet stehen. Spüre, wie deine Konzentration, Atmung und Muskulatur sich anpassen. Speichere diese Wahrnehmung der Aufrichtung tief in dir ab.

sich anzugewöhnen, dass man nicht immer jeden Gedanken laut ausspricht, der einem gerade in den Sinn kommt?

»Ich bin nicht meine Gefühle, ich habe sie nur« ist für diese Menschen ein wichtiger Satz. Die Gefühle kommen wie der Wind, und wenn wir sie zulassen, dann verschwinden sie meist schnell wieder, wie es der Ausdruck »ein Anflug von Zorn« sagt. Ich bin nicht für meine Gefühle verantwortlich, wohl aber dafür, wie ich mit ihnen umgehe. Die Gefühle allein machen uns niemals krank, ein falscher Umgang damit aber sehr wohl. Der Rosmarin kann uns helfen, einen ruhigen, überlegten Umgang mit unseren Gefühlen zu erreichen.

Auf dem eigenen Weg bleiben

Der Rosmarin ist eine bescheidene Pflanze, uneitel im Aussehen und mit kleinen zartlila bis hellblauen Blüten, strebsam im Wachstum, nichts Überflüssiges ist in seinem Blattwerk zu entdecken. Er konzentriert sich ganz auf das Wesentliche. Diese Gaben kann er uns vermitteln. Wenn jemand seine Lage wirklich bedenken will, dann ist Rosmarin an seiner Seite. Er richtet auf, fokussiert auf das Wesentliche, hilft, Durststrecken durchzuhalten und sich zu konzentrieren. Der Rosmarin ermuntert uns, mit einer Ernsthaftigkeit auf unserem eigenen Weg zu bleiben. Rosmarin wirkt dadurch auf uns bewusstseinsstärkend.

REZEPT

Niedriger Blutdruck

Bei niedrigem Blutdruck am Morgen kann eine Gesichtswaschung mit kaltem Rosmarinwasser Erfrischung und Schwung in den Kreislauf bringen. Von der ätherischen Essenz drei Tropfen Rosmarin ins kühle Waschwasser tun und sich damit abwaschen. Auch der Körper kann damit schnell abgerieben werden. Das gibt Antrieb, Spannung und gute Laune für den Tag.

Verspannungen, Ischiasschmerzen, Rheuma, Durchblutungsstörungen oder Nackenschmerzen

In Massageölen (z. B. Mandelöl, Jojobaöl) gemischt mit 10 Tropfen ätherischem Rosmarinöl kann er helfen, Verspannungen im Rücken zu entkrampfen. Bei Ischias, Rheuma, Durchblutungsstörungen oder Nackenschmerzen lockert und wärmt der Rosmarin.

WO BIN ICH?

*Verlorenheit entsteht durch das Verdrängen der lebendigen Gefühle.
Nur durch das Zulassen aller Gefühle ist es möglich, die eigene Position und einen guten Platz im Leben zu finden.*

Manchmal berichten Menschen, dass sie sich verloren haben und scheinbar gar nicht mehr zu wissen scheinen, wo sie gerade sind. Sie leiden unter den Gefühlen einer Lähmung, einem »Ich weiß gar nicht, wie ich das hinbekommen soll«. Das Wissen darüber, wie man sich motiviert und seinen Alltag in Gang hält, scheint dann unzugänglich zu sein. Man ist ins Stocken geraten, was sich dadurch äußert, dass einem alles zur Last wird, man möchte am liebsten nur noch komplett in Ruhe gelassen werden. Halten diese Lähmungen länger an, handelt es sich um Symptome einer Depression. Der Quell der eigenen Lebensenergie ist verschlossen. Dadurch ist auch die Stimmung sehr negativ beeinträchtigt. Freude zu empfinden ist kaum noch möglich.

Nicht immer gibt es einen gut erkennbaren Auslöser, wie es z. B. der Tod oder Verlust nahestehender Menschen sein kann. Die auslösenden Situationen für eine depressive Entwicklung sind unterschiedlicher Natur. Es können Situationen im Beruf sein, die mit mangelnder Wertschätzung und Ungerechtigkeit zu tun haben, genauso wie anhaltende familiäre Überlastungen, Überschuldung oder Dauerstreitigkeiten. Einsamkeit und unerfüllte Wünsche nach Nähe und Zärtlichkeit bei den einen sowie Ablösungskonflikte mit dem Elternhaus bei den anderen sind ebenfalls regelmäßige Auslöser.

Zusätzlich zu den Auslösern gibt es noch die Ebene der Ursachen, die meist weit zurück bis in die Kindheit reichen. Die Kindheit hat den Menschen in seinen Reaktionsmustern entscheidend geprägt und es ist für den Einzelnen sehr hilfreich zu verstehen, was genau ihn antreibt oder wovor er flüchtet.

Wir haben es bei einer depressiven Entwicklung sehr oft mit nach innen gewendeter Aggression zu tun, das heißt, man wendet die Aggressionen, die als Reaktion auf äußere Umstände entstanden sind, letztendlich gegen sich selbst. Das geschieht unbewusst und ist durch frühe Kindheitsprägungen entstanden. Im Kern geht es meist um das Thema, über wen habe ich mich geärgert und wo konnte mein Ärger keinen Ausdruck finden. Wo genau wendete sich der Ärger dann gegen mich selbst? Ärger ist eine sehr dynamische Energie, die sich immer entweder nach außen oder nach innen entlädt. Kann die Energie sich nach außen entladen, dann bleibt die Seele stabil und entlastet.

Hier liegt aber auch der Knackpunkt: Oft kann ich nicht direkt meine Wut nach außen entladen. Manche meiner intensiven Gefühle wie z. B. die Wut sind mit meinem Umfeld nicht verträglich. Die befürchteten negativen Konsequenzen im Umfeld führen zu einer tiefen Verdrängung meines Ärgers ins Unbewusste, dadurch spart die Seele Energie und der Mensch kann in seinem Alltag funktionieren. Verdrängung bedeutet, dass zunächst die Gefühle des Ärgers nicht mehr wahrnehmbar sind. Allerdings kostet die Verdrängung unangenehmer Gefühle immer den Preis eingeschränkter Lebendigkeit.

Auf dem Weg zurück in die Heilung muss man sich die Verdrängung des eigenen Ärgers wieder bewusst machen. Das Anerkennen verletzter, verdrängter und unterdrückter Gefühle ist notwendig, damit der Mensch wieder genesen kann.

FALLBEISPIEL

Margit, 52, litt an jahrelangen, immer wiederkehrenden Depressionen. Sie war die Jüngste von acht Kindern einer sozial schwachen Familie. Beide Eltern mussten viel arbeiten und so war Margit an den meisten Tagen der Obhut ihrer nächstälteren Schwester überlassen. Diese war zwar acht Jahre älter, aber dennoch erst ein Kind und mit der Aufgabe überfordert. Das führte dazu, dass sie Margit herumkommandierte und oft genug anschrie, ohne dass sie je von einem Erwachsenen in diesem Verhalten gebremst worden wäre. Margit erinnert sich, wie sie schon als Kind weglaufen wollte von daheim und sich häufig in den Schlaf geweint hat. Hatte sie sich bei den Eltern über die Schikanen der Schwester beschwert, bekam sie zu hören, dass sie sich doch fügen und die Eltern nicht noch zusätzlich belasten solle.

Als Erwachsene erlebte Margit dann, wie sie zwar gut in ihrem Beruf war, aber dennoch immer wieder gekündigt wurde wegen mangelnder Teamfähigkeit. Ähnliche Situationen wiederholten sich: Ihr Chef war zwar von ihren Fähigkeiten beeindruckt, aber ihre direkten Vorgesetzten gerieten mit ihr in

derartige Streitigkeiten, die zur Kündigung führten. Margit wiederholte unbewusst die Konstellation mit manipulativer älterer Schwester (Vorgesetzte) und schwachen Eltern (Chef). Dadurch reagierte sie schnell mit Wut auf ihre Vorgesetzten, Margit konnte sich nicht unterordnen.
Erst durch das Zulassen der alten Gefühle von Ohnmacht und Zorn auf die Schwester in der Kindheit konnte sie allmählich genesen.

Wenn wir uns wieder mit unserem alten Ärger verbinden und uns zunächst in Gedanken erlauben, das zu sagen, was wir am liebsten möchten, dann kommt etwas in den Flow. Denn nur, was leidenschaftlich gewollt wird, kann verändert werden. Wo also hockt die Leidenschaft, worüber rege ich mich richtig auf, wo bin ich gerade in meinen Gefühlen?

Es braucht viel Übung, aber irgendwann ist man in der Lage dazu, im Alltag angemessen und deutlich zu äußern: »Ich sehe das anders!« Man erlebt, dass man durch das Äußern der eher unangenehmen Gefühle seine eigene Position im Leben findet.

Wegwarte, die Anschubgeberin

Cichorium intybus

Die Wegwarte ist eine Pflanze aus der Familie der Korbblütler (Asteraceae). Sie hilft, im Hier und Jetzt zu leben, und verleiht uns Antrieb und Durchsetzungskraft.

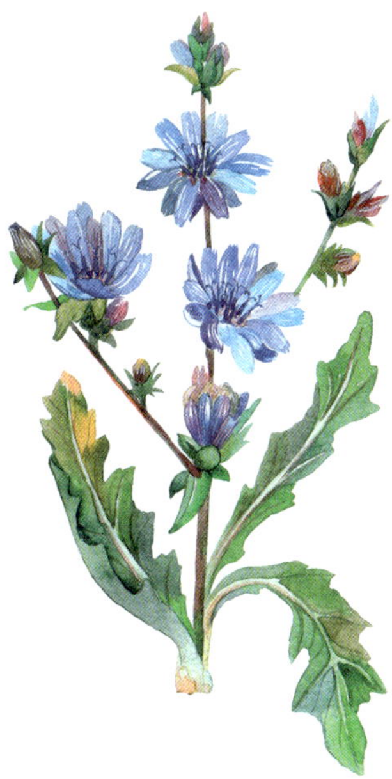

Eine der wirkkräftigen Pflanzen bei Antriebsmangel und geringer Durchsetzungskraft ist die Wegwarte. Diese Pflanze steht an unseren Wegen und bringt täglich neue blaue Blüten hervor, die jeweils nur für wenige Stunden blühen, sie erblühen am Morgen und sind bis mittags verblüht. Sie leben ganz im Hier und Jetzt. Die gesamte Pflanze bringt hingegen ausdauernd neue Blüten hervor – über viele Wochen.

Lebensfreude im Hier und Jetzt erlangen

Die Wegwarte ist auch die Pflanze für die Verträumten. Diese denken oft, dass früher alles besser gewesen sei, dass man die Vergangenheit schmerzlich vermisst und lieber wieder in die früheren Verhältnisse zurück möchte. Aber das stimmt nicht, früher war nicht alles besser, sondern unser Gehirn verdrängt unangenehme Erinnerungen meist und lässt die Vergangenheit in rosigerem Licht erscheinen. Gern träumt man sich auch in die Kindheit zurück, als man noch keine Verantwortung trug und das Leben unbeschwert erschien. Wenn man an Vergangenem festhängt, fehlt einem die Energie zur täglichen Lebensbewältigung. Das Vergangene ist vorbei, das Morgen noch nicht da. Wir haben nur das Jetzt, das wir aktiv gestalten können.

Unkonzentriertheit und Träumerei führen zu Steckenbleiben und andauernder Wiederholung der gleichen Probleme. Die Lebensenergie gerät ins Stocken und man verwirklicht seine Vorhaben nicht, sondern träumt nur davon. Bei der Heilung dieser Zustände geht es darum, in gedanklichem Durcheinander wieder das Wesentliche zu erkennen. Durch die Klärung erlangt man Leichtigkeit, Zuversicht und das Gefühl, wieder der »Herr im eigenen Haus« zu sein. Den kleinen Schubs dazu kann uns die Wegwarte verleihen.

REZEPT

Die zarten Blätter kannst du im Salat essen, die blauen Blüten sind eine schöne Dekoration.
Die Wurzel musst du schälen und zwei Stunden wässern, um sie von den Bitterstoffen zu befreien. Dann kannst du sie gekocht als Gemüse verzehren. Als frischer Presssaft oder als Tee aus den getrockneten Blättern wirkt die Wegwarte blutreinigend.

Die echten Fragen erkennen

Falsche Warum-Fragen führen dazu, dass man entweder zu viel über Vergangenes grübelt oder sich zu stark mit Zukunftsängsten beschäftigt. Schuldgefühle, Selbstvorwürfe und Unzufriedenheit mit dem gegenwärtigen Leben lähmen aber unsere Motivation, etwas Neues zu beginnen. Es ist eine Illusion, dass wir zufriedener leben würden, wenn wir die Antworten auf alle unsere Fragen hätten. Wer weiß schon, ob er die Antworten auch alle verkraften und verarbeiten könnte? Für ein ausgeglichenes Leben reicht es aus, Antworten auf die wichtigen Fragen vorläufig zu wissen, um ins rechte Tun zu kommen. Warum-Fragen wie »Warum sind meine Eltern, der Chef, meine Freundin etc. so, wie sie sind?« sind keine echten Fragen, sondern versteckte Anklagen. Dahinter steckt die Annahme, man könne für sein eigenes Schicksal selbst nichts, es musste doch so kommen. Wegwarte hilft zu erkennen, dass die echten Fragen nur mit dir selbst zu tun haben, und den Blick auf die eigene Entwicklung zu lenken: »Warum bin ich so? Kann ich auch anders sein? Wenn ich eine unangenehme Situation nicht mehr ertrage, kann ich auch gehen? Warum jammere ich lieber über andere, anstatt mich selbst zu ändern?«

Sich der Liebe öffnen

Eine weitere Problematik, bei der die Wegwarte hilfreich ist, ist die zu starke Verlustangst. Aus Angst, die Liebe der anderen zu verlieren, werden manche Menschen besitzergreifend und kontrollierend. Die Kontrolle kann verkleidet in der Form von Überfürsorglichkeit erscheinen, denn man erwartet im Gegenzug immer Dankbarkeit von den anderen. Da diese Erwartungen nur selten erfüllt werden können, muss der überfürsorgliche Mensch noch mehr klammern und für die anderen noch mehr tun. Das führt zu einem Teufelskreis. Die Wegwarte hilft diesen Menschen, wieder besser ins Hier und Jetzt zu gelangen und zu erkennen, dass Beziehungen, wie es z. B. bei erwachsen werdenden Kindern geschieht, sich im Lebenslauf verändern. Die Wegwarte öffnet den Menschen die Augen für das Loslassen und Akzeptieren der Gegenwart. Seelisch regt sie das Fließen der Gefühle an. Sie öffnet für die Liebe, die jederzeit um und in uns ist, wenn wir sie zulassen.

ANLEITUNG

MEDITATION

Schau dir eine blaue Wegwarte einmal genau an. Verbinde dich mit ihrer Schönheit.
Versuche, aufrecht zu sitzen und dich auf deine Atmung zu konzentrieren. Nimm wahr, wie dein Atem fließt. Verändere nichts. Nimm einfach nur wahr. Urteile nicht, bewerte nicht. Nimm einfach nur wahr. Nimm die Natur deines Geistes wahr, immerzu kommen neue Gedanken. Beurteile sie nicht, sie dürfen da sein, aber halte sie nicht fest, wenn sie gehen wollen. Nimm deine Emotionen wahr. Beurteile sie nicht. Sie dürfen da sein, sie dürfen auch wieder gehen. Alles verändert sich schon in wenigen Minuten. Nimm das wahr, halte nichts fest. Werde dir über die Vergänglichkeit deiner körperlichen Wahrnehmungen, deiner Gedanken und deiner Gefühle klar. Alles geht, du bleibst.

Johanniskraut, der Tröster

Hypericum perforatum

Das Johanniskraut ist eine Pflanze aus der Familie der Johanniskräuter (Hypericaceae). Es wärmt, beruhigt, tröstet und erfüllt uns mit Licht.

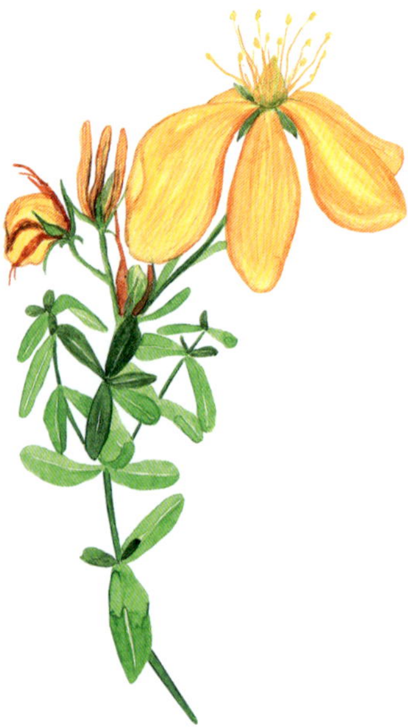

Eine sehr bedeutsame Pflanze bei depressiven Erkrankungen ist das Johanniskraut. Es blüht um den Zeitpunkt des Johannistages, also den 24. Juni, zur Mittsommerzeit der längsten Tage und kürzesten Nächte. Es ist bis in seine Blätter hinein von Licht erfüllt. Hält man die Blättchen gegen die Sonne und schaut hindurch, erkennt man kleine rote Tröpfchen, die aus einem durch Licht umgewandelten Farbstoff namens Hypericin bestehen. Er ist es, der unsere Haut nach Einnahme lichtempfindlich macht. Hypericin sorgt für eine gesteigerte Zellatmung und gibt Sauerstoff an die Zellen ab. Das führt auf der körperlichen wie auch der seelischen Ebene zu mehr Energie.

Öffnung durch Licht und Liebe annehmen

Johanniskraut ist die Licht- und Sonnenpflanze schlechthin. Es wendet sich immer dem Licht zu, es saugt das Sonnenlicht nicht nur in den Blüten, sondern sogar in den kleinen Blättchen auf und speichert sie. Es ist in der Lage, Sonne und Licht aufzunehmen, zu speichern und an uns als Liebe und Wärme weiterzugeben.

Das Johanniskraut bringt Licht in unsere Psyche, es erwärmt das Gemüt und löst dadurch innere Ängste und Verklemmungen. Da Ängste uns eng machen, uns verhärten und beengen, brauchen wir auf dem Weg zur Genesung wieder Weichheit und Zartheit. Wir müssen uns unseren Gefühlen wieder öffnen, gerade den verletzlichen. Ja, die Härte war vielleicht einmal unser Schutz, aber der Schutz engt jetzt ein und lässt von außen keine Liebe mehr herein in die Seele, bis wir darin verkümmern. Nur ein offenes und fühlendes Herz lässt uns gesund und in unserer Mitte bleiben. Diese Öffnung und Lösung kann durch das Johanniskraut geschehen. Es verleiht uns Ruhe, Sicherheit und Wärme, die dem Gefühl entsprechen, geliebt zu sein. Wir spüren wieder Vertrauen, dass das Leben es gut mit uns meint. Wir können vielleicht endlich einmal wieder weinen und hinterher spüren, dass wir eine Last losgelassen haben. Wir fühlen uns getröstet und geborgen mit der Hilfe von Johanniskraut.

Sanfte Begleitung in Übergängen

Johanniskraut ist ein sonnenerfüllter Beruhiger und ein Tröster. Mit dem Johanniskraut als Krisenhelfer können wir Altes hinter uns lassen und uns wieder Neuem zuwenden. In einer Wendezeit im Leben, wie es zum Beispiel Pubertät, Elternschaft, Rentenalter oder Verwitwung sind, kann uns die innere Verbindung mit Johanniskraut helfen, beim Übergang in die neue Lebensphase weich zu landen. Besonders, wenn wir unsicher und orientierungslos sind, dann benötigen wir einen Begleiter, der uns stützen kann und uns Zuversicht schenkt, dass auch diese Zeit vorbeigeht und wir nicht darüber verzweifeln sollten. Krisen wollen durchgestanden sein, manchmal braucht es eben nur den Mut, den heutigen Tag zu bewältigen. Ein solcher Begleiter ist das Johanniskraut.

Stabilität erlangen

Johanniskraut beruhigt unser übererregtes Nervensystem und löst mentale Verspannungen. Wir finden wieder zur Ruhe und zum angstfreien Schlaf zurück. Im echten Johanniskraut findet sich Mark in den Stängeln, weshalb man es nicht einfach pflücken kann, sondern abschneiden muss. Die Pflanze ist extrem hartnäckig und stabil in den Stängeln, deshalb wird sie auch Hartheu genannt. Diese Kraft gibt sie uns, wenn wir unseren eigenen Standpunkt vertreten möchten. Johanniskraut besitzt eine deutliche Polarität zwischen den harten Stängeln einerseits und den weichen Blättern und Blüten andererseits. Es weist uns daraufhin, dass wir Menschen auch beides benötigen: Stabilität und Flexibilität. Wenn wir nur eines besitzen, dann sind wir entweder erstarrt und verhärtet oder wir sind überempfindlich, ohne eigenen Stand und leicht umzuwerfen. Das Johanniskraut kann uns die rechte Mitte von beidem wiedergeben. Es schenkt Wärme und Stand.

REZEPT

Johanniskrautöl

Vom oberen Drittel der Pflanze Blüten und Blätter schneiden und grob zerkleinern. In ein Glas mit Deckel geben und mit z. B. Olivenöl ganz auffüllen. An einem sonnigen Ort sechs Wochen stehen lassen und ab und zu umdrehen. Abseihen und dunkel lagern. Das rote Öl lässt sich ins Badewasser geben, es hilft bei Muskelverspannungen. Als Hautpflege beruhigt es die Haut bei Verbrennungen. Bei depressiven Erkrankungen gibt es Johanniskraut auch in Tablettenform frei erhältlich.

ANLEITUNG

ÖLMASSAGE MIT JOHANNISKRAUT

Für eine schöne, entspannende Massage lässt sich selbst hergestelltes Johanniskrautöl mit einigen Tropfen Lavendel verwenden, so hat man beide antidepressiv wirkenden Pflanzen in einem. Am wohltuendsten ist es, eine Rückenmassage mit langsamen streichenden Bewegungen zu empfangen. Hier geht es nicht um Kneten der Muskulatur, sondern um eine liebevolle, einhüllende und seelenwärmende Berührung. Besonders angenehm sind die vom Kreuzbein aufwärts mit großen kreisenden Bewegungen über die Schulterblätter und Schultern ausstreichenden Griffe, die dem Menschen Flügel geben. Langsam über die Schultern zu streichen, sie auch eine kurze Weile fest- und zusammenzuhalten, verleiht dem Empfangenden das Gefühl von Geborgenheit und Gehaltenwerden, Schutz und Sicherheit.

Nach einer solchen angenehmen Massage kannst du vielleicht endlich einmal weinen und hinterher spüren, dass du eine Last losgelassen hast. Du fühlst dich getröstet und geborgen durch die heilenden Berührungen mit der Kraft des Johanniskrauts. Das gibt dir vielleicht den Impuls, dich anderen gegenüber mehr zu öffnen und dich ihnen anzuvertrauen. Geteiltes Leid ist halbes Leid und es ist schon viel, wenn dein Gegenüber einfach nur zuhört.

Manchmal merkst du vielleicht erst beim Erzählen, wie sehr dich etwas wirklich mitnimmt, und erschreckst eventuell über deine eigenen Worte. Was du dann sagst, berührt auch dein Gegenüber und du siehst Tränen in seinen Augen.

Dadurch erlebst du, wie deine Gefühle etwas auslösen, und du darfst sie dir deshalb auch endlich erlauben. Besonders in und nach Krisenzeiten solltest du deinen Gefühlen genügend Zeit zu lassen, um sich zu zeigen - auch wenn der Kopf schon längst voran will und „Lösungen" sucht. Die echten Lösungen ereignen sich nur im Fluss deiner Gefühle, im Loslassen, im Sich-Lösen.

Berührungen geben
dem Körper Wärme,
der Seele Geborgenheit
und dem Geist Freiheit.

WAS HABE ICH?

Ein zentrales Prinzip
ist die Integrität der Seele.
Das Gerechtigkeitsgefühl und die Grenzen
müssen bewahrt bleiben.

Eine der besonders häufigen, in den letzten Jahren immer öfter auftretenden Erkrankungen ist die Angst- und Panikstörung. Zunehmend mehr Menschen entwickeln diese und leiden sehr darunter.

Vordergründig sind es zunächst körperliche Symptome der Panikattacke, die dem Betroffenen sehr zu schaffen machen. Eine unbewusste Angstvorstellung im Kopf kann über die Stresshormone eine körperliche Folge von Erregungssymptomen auslösen, zu denen Herzklopfen, Schwindel, Schweißausbruch bis hin zu Durchfall und Ohnmacht gehören. Da diese Symptomatik innerhalb weniger Minuten abläuft, ist sie für den Betroffenen so unberechenbar und bedrohlich. Obwohl man in diesem Fall schlimme Ängste bis hin zur Todesangst erlebt, ist die Panikattacke für den Körper in Wirklichkeit nicht gefährlich. Die Funktionskreisläufe sind nicht defekt, sondern im Gegenteil überaktiv. Auch wenn der Betroffene meint, gleich sterben zu müssen, so ist diese körperliche Attacke nicht tödlich. Vielmehr ist sie eine Art Signal für eine unbewusste Dynamik.

Bei der Angst- und Panikstörung ist der ursprünglich seelische Konflikt unbewusst ins Körperliche verschoben. Man fühlt sich mental und seelisch in Ordnung und versteht deshalb zunächst nicht, was mit dem eigenen Körper los ist.

Wesentlich für das Verständnis der Angsterkrankung sind die Fragen, wann die Symptome zum ersten Mal aufgetreten sind und wann sie sich für gewöhnlich zeigen. Der Auslöser für eine Panikattacke kann entweder in der äußeren Realität liegen, was leicht erkennbar ist, wenn zum Beispiel ein heftiger Streit vorausging. Er kann aber auch verschüttet in meinem Unterbewussten liegen und z. B. durch das Lesen eines Buches oder das Schauen eines Fernsehfilms getriggert werden. Es kommt dann oft nächtlich oder am frühen Morgen zu einer Panikattacke.

Ursächlich für eine Angst- und Panikerkrankung sind fast immer alte, lange verdrängte Gefühle, die oftmals schon in der Kindheit oder frühen Jugend vorhanden waren. Es handelt sich dabei um Gefühle von Verletzung, Ohnmacht und Wut, die oft alle miteinander auftreten. Menschen erleben Gefühle ohnmächtigen Zorns, wenn sie als Kind anhaltend extremem Stress ausgeliefert waren. Ihre Integrität ist verletzt worden, ihnen ist Unrecht widerfahren.

Sehr häufig entsteht diese Problematik in Familien mit einem suchtkranken Elternteil. Kinder, die in einer solchen Umgebung aufwachsen, haben überdurchschnittlich viel Angst erlebt, da familiäre Eskalationen und starke Stimmungsschwankungen der Eltern zu unberechenbaren Situationen geführt haben. Diese Kinder lernten früh, Antennen auszubilden, mit denen sie in Sekundenbruchteilen vorhersehen konnten, was gleich passieren wird und welche Gefahren drohen. Manche übten dann, sich unsichtbar zu machen, um kein Angriffsziel zu bieten, andere lernten, zu vermitteln oder für den schwächeren Elternteil und die jüngeren Geschwister zu sorgen.

Fast immer hat die Suchterkrankung eines Elternteils gravierende Folgen für Kinder. Ihr »Frühwarnsystem« bleibt ihnen ein Leben lang erhalten. Der Schreck ist ihnen sozusagen »in die Glieder gefahren«. Die Angst- und Wutgefühle sind weiterhin im Unterbewusstsein der inzwischen erwachsen gewordenen Kinder präsent und bereiten so nach vielen Jahren massive Probleme.

Im Gegensatz zu den frühen Ursachen für Panikattacken liegen die Auslöser im Heute. Auslöser können durchaus kleine, unscheinbare Anlässe sein, die dem Ausmaß der körperlichen Reaktion der Panikattacke nicht angemessen sind. Leider kommt es bei einer Panikattacke nicht zu einer völligen Entleerung der alten Gefühle, sodass die Seele sich endlich einmal entspannen könnte, sondern die Symptome haben nur die Funktion eines Überdruckventils. Deshalb können sie ohne Behandlung bestehen bleiben und sich über die Dauer der Erkrankung noch verschlimmern.

Es ist fast so, als ob die Seele darauf aufmerksam machen möchte, dass noch alte, unverarbeitete Wunden vorhanden sind. Erst wenn du dich für die Schmerzen wieder öffnest, die in diesen alten Verletzungen liegen, kann Heilung geschehen: Die Gefühle von Trauer, Wut und ohnmächtigem Zorn können wieder fließen. Bei der Heilung der alten Wunden musst du diese unterdrückten Gefühle zulassen und anschauen, damit das Gerechtigkeitsgefühl deiner Seele, das verletzt worden ist, Genugtuung erfährt.

Rose,
die Angstlöserin

Rosa damascena, Rosa gallica, Rosa centifolis

Die Rose ist eine Pflanze aus der Familie
der Rosengewächse (Rosaceae).
Die Rose nimmt uns Angst und Panik,
tröstet, schützt und gleicht aus.

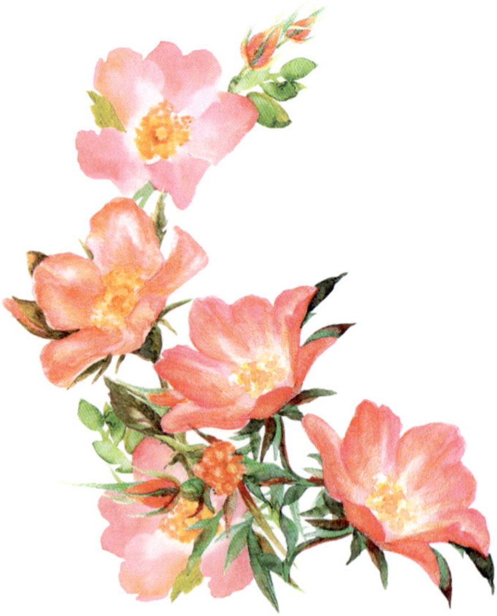

Im Umgang mit Angst und Panik bietet vor allem die Rose ihre sanft beruhigende und stark schützende Wirkung an. Die Rose ist auch eine Mittlerpflanze, die zu gleichen Anteilen eine aufrichtende und beruhigende Wirkung hat. Das macht sie für uns Menschen zu einer der stärksten Schutzpflanzen und Heilerin für seelische Nöte. Alles erscheint bei der Rose in Harmonie: Die Wurzel, die Blätter und die Blüten sind gleichmäßig proportioniert. Selbst der nötige Gegenspieler der ewigen Harmonie ist Teil der Pflanze: die Wehrhaftigkeit ihrer Dornen.

In Verbindung mit der inneren Harmonie kommen

Die Rose entfaltet eine tief harmonisierende Wirkung und gleicht alles aus, was aus dem Lot geraten ist. Einen tiefen Atemzug aus einem kleinen Fläschchen mit echtem Rosenöl zu inhalieren, kann jemanden im Falle einer Panikattacke sofort beruhigen und ist deshalb das pflanzliche Mittel erster Wahl. Sanfter Schutz umgibt den hoch erregten Körper und mildert sogar die Todesängste. Rosenduft geht direkt in unser Gefühlszentrum und wirkt dort stark beruhigend und entspannend. Die Rose bringt Emotion, Verstand und Körper ins Gleichgewicht und in Harmonie.

Die Rose hat die Fähigkeit, tiefe Blockaden vorsichtig zu lösen und auf unsere Herzqualitäten, also auf unser Fühlen zu wirken. Sie gleicht aus, beruhigt und tröstet oder regt an, je nachdem, was gerade gebraucht wird. Wie ein Schutzmantel legt sie sich um die aufgeregte Seele und hält alles, was einen erregt, auf Abstand. Angespannte Nerven werden sanft beruhigt, man kommt aus einer überstarken Emotionalität heraus.

Trost und Ruhe finden

Die Rose ist ein hilfreicher und starker Trost bei traurigen Menschen, die einen Verlust erlitten haben. Sie gibt dem Menschen das Gefühl »Du bist nicht allein«. Die Rose ist nicht von ungefähr das Symbol der Liebe, der Hingabe und des Mitgefühls. Ihr Duft schenkt uns die tiefe Erfahrung der Liebe. Wir fühlen uns beim Eintauchen in ihren Duft wie geborgen. Jetzt kann uns nichts mehr passieren. Wir sind angekommen in unserer inneren Heimat. Der Tod kann uns den geliebten Menschen physisch entreißen, aber wir spüren die Liebe zu ihm und seine Liebe zu uns tief in uns. Die Liebe ist stärker als der Tod. Die Rose lässt dich dieses Gefühl unmittelbar erfahren.

Liebliche Strenge

Die Rose hat die perfekte Mischung von Strenge und Lieblichkeit. Sie tröstet wie eine gute Mutter, aber sie ermuntert uns auch wie ein guter Vater zu Anstrengungen. Ausreden, Entschuldigungen und Schwindeleien mag sie nicht, sie ist sehr klar und dadurch streng zu uns. Immer wieder geht es in der Entwicklung eines Menschen um Ehrlichkeit sich selbst gegenüber. Wer den Duft einer Rose tief einatmet, erlebt ihn auch als herb, zusammenziehend und ein wenig scharf. Durch diese Strenge erhebt und erfüllt die Rose uns und gibt uns die Kraft und den Mut, für uns selbst einzustehen.

Heilung aller Emotionen

Rosenöl hat die Fähigkeit, nervöse Herzbeschwerden auszugleichen, wie sie zum Beispiel bei einer psychischen Herzangstneurose vorkommen. Das Herz ist zwar gesund, aber

ANLEITUNG

MEDITATION

Betrachte einmal eine Rose aufmerksam. Sitze aufrecht, empfangend und öffne dein Herz für die Schönheit der Rose. Rieche an ihr und streichele ihre sanften Blütenblätter. Und nun stell dir vor, dass du die Rose bist. Du bist wunderschön. Du duftest. Du leuchtest. Du bist vielfältig und hast Tiefe in dir wie die Rosenblüte. Du spürst deinen gerade aufgerichteten Rücken und bist so stark und stabil wie der die Blüte tragende Rosenstiel. Du kannst dich schützen, wie die Rose sich mit ihren Stacheln schützt. Und dann fühle die Liebe in deinem Herzen. Die Liebe zu dir selbst. Atme in dein Herz. Öffne dein Herz und lass den Rosenduft in dich einströmen. Nimm deine Hände und leg sie auf dein Herz. Schenke deinem Herz Liebe und Dankbarkeit. Mit jedem Atemzug strömt Liebe in dein Herz. Verweile ein wenig und atme tief und bewusst. Dann nimm die Hände zurück, lege sie mit den Handflächen nach oben auf deine Oberschenkel und lass deine Liebe zurück in die Welt strömen. Schenke der Welt, deinen Lieben und der Erde mit all ihren Lebewesen und Pflanzen deine Liebe.

man spürt kleine Rhythmusstörungen, sogenannte Palpitationen, die oft – fälschlicherweise – als Vorboten einer Herzerkrankung gesehen werden. Durch die übertriebene Beobachtung des eigenen Herzens kann sich die krankhafte Überzeugung ausbilden, das Herz sei nicht gesund, ein naher Herztod stehe bevor. In Wirklichkeit liegen hier seelische Blockaden vor. In der Herzangstneurose hat der Mensch seine unbewussten Ängste auf sein Herz projiziert. Diese Ängste sind eigentlich Verlust- und Verlassenheitsängste in Bezug auf nahestehende Menschen. Wut, entstanden aus einer Beziehung und nicht genügend geäußert, verschiebt sich ins Unbewusste. Dahinter liegt die Vorstellung, der andere könnte sterben, würden wir unsere Wut äußern. Diese dramatische Sichtweise stammt noch aus der Kindheit, in der wir jemanden im Spiel sterben lassen konnten. Allerdings läuft dieser psychische Mechanismus bei Menschen mit Herzangstneurose unbewusst ab. Sie spüren in diesem Zustand nur das eigene Herz mit seinen Palpitationen und die daraus resultierende Angst, sie selbst könnten jetzt daran sterben. Anstatt die eigene Wut zu spüren, wird diese ins Unbewusste verdrängt und arbeitet dort destruktiv.

Auch auf dem Weg der Heilung einer Herzangstneurose mit ihren Verlassenheits- und Todesängsten hilft die Rose als starke Trösterin und Beschützerin. Sie bringt den Menschen in die Kraft, sich seine Wut auf andere eher einzugestehen und ehrlich zu sich zu sein. Auch die Wut darf sein. Auch eine Rose hat Dornen.

Schafgarbe, die Harmonisiererin

Achillea millefolium

Die Schafgarbe ist eine Pflanze aus der Familie der Korbblütler (Asteraceae). Die Schafgarbe wirkt stresslösend, schützend und ausgleichend.

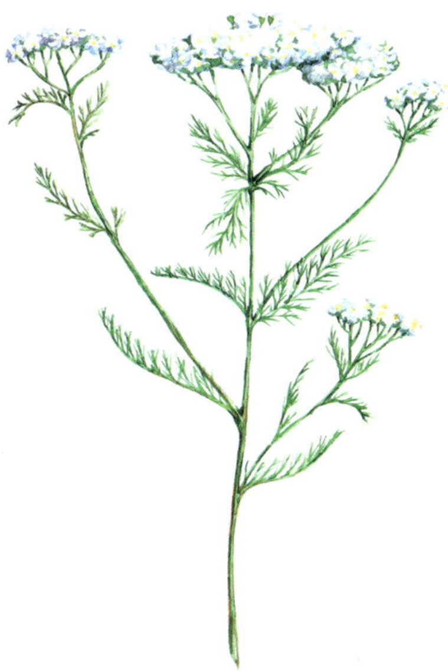

Eine weniger bekannte Pflanze bei seelischen Nöten ist die Schafgarbe. Sie trägt weiße, etwas plumpere und wenig duftende Blütenköpfchen in einer Scheindolde und hat auffallend filigran gefiederte Blättchen, die wie kleine Antennen aussehen. Die Blättchen sind das Differenzierteste an dieser Pflanze. Sie wächst im Sommer auf allen Wiesen, ist unscheinbar und klein, duftet herb aromatisch in allen ihren Teilen und wird als Heilpflanze deutlich unterschätzt.

Gegensätze vereinen und Ausgleich schaffen

Die Schafgarbe ist eine Mittlerpflanze wie die Rose und wirkt gleichzeitig auf gegensätzliche Stimmungen in der Seele ein. Sie harmonisiert stark das Fühlen und das Denken. In der Angst überbetonen wir meist einen Pol, das Fühlen oder das Denken. Entweder steigern wir uns emotional in Ängste hinein und stellen uns die schlimmsten Dinge vor oder wir sind vernünftig bei gleichzeitig nahezu übertriebener Beobachtung unseres körperlichen Befindens. Dann haben wir eine gesteigerte Wahrnehmung von normalerweise unbewusst und autonom ablaufenden Körperprozessen.

Die Differenzierung fehlt, man fällt von einem Extrem ins andere. Mal dominiert der Verstand, mal das Fühlen. So fehlt immer gerade der andere Pol. Das gleicht die Schafgarbe aus. Sie wirkt dadurch stresslösend, mildert Extreme ab und ermöglicht es dem Menschen, Verstand und Gefühl ausgeglichen zu leben. Wer beim Spazierengehen eine Schafgarbe betrachtet, dem fällt auf, wie ausgewogen diese Pflanze erscheint. Sie fügt sich harmonisch in ihre Umgebung ein, will nicht zu sehr auffallen und enthält in konzentrierter Weise in allen Pflanzenteilen Heilkräfte. Der Geschmack ist

REZEPT

Ausgleichender Tee bei Stimmungsschwankungen

Sammele Schafgarbenblätter und -blüten, zerkleinere sie etwas und lasse sie an einem kühlen, dunklen Ort trocknen. Täglich einmal aufschütteln, damit die Feuchtigkeit besser entweichen kann. Nach einer Woche in ein dunkles Schraubglas füllen und bei Bedarf als Tee, z. B. als vierwöchige Tee-Kur, nutzen. Im Hochsommer lässt sich ein leckerer Eistee mit frischer Schafgarbe herstellen, indem die frischen Blätter und Blüten mit Wasser und Zitronensaft für einige Stunden stehen gelassen und dann abgeseiht werden.

herb, aber nicht unangenehm. Wer in seinem Leben zu viel Süße hat, dem wird die Schafgarbe guttun, auch wenn er sie zunächst nicht mag. Wer hingegen zu viel Schweres erlebt hat, der spürt eher den milden und weichen Geschmack, der langanhaltende Wegzehrung gibt.

Anspannung beruhigen und Lösung erfahren

Genauso, wie die Schafgarbe bei Bauchweh hilft durch ihre lösenden und entkrampfenden Eigenschaften, so kann sie auch intellektuell verkrampften Menschen helfen, ihre emotionale und körperliche Seite zu spüren. Sie mildert die Symptome einer nervösen Verwirrtheit, sodass wir uns wieder sicherer fühlen. Besonders in Zeiten, in denen wir konfrontiert sind mit Wechsel und Veränderung, kann sie uns das Gefühl vermitteln, mit beiden Beinen im Leben zu stehen. Der verkrampfte Mensch, gehetzt von körperlichen Symptomen, kann wieder klarer denken und sein übererregtes Gemüt beruhigt sich. Die Schafgarbe erdet uns, wenn wir emotional aufgewühlt sind. Dadurch stärkt sie den Zugang zur Intuition, unserem Bauchgefühl, sodass wir keine überstürzten Entscheidungen treffen und uns alle Zeit, die wir benötigen, lassen dürfen. So wie die Schafgarbe den Blutfluss stillt bei kleinen Verletzungen, so stillt sie den unnötigen Ausfluss unserer Lebensenergie.

Milde Strenge und Ermunterung

Die Schafgarbe enthält einen hohen Anteil einer Vorstufe des Azulens, eines azurblauen Öls, das auch in der Kamille in niedrigerer Konzentration vorkommt. Es wirkt auf der körperlichen Ebene krampflösend. Auf der seelischen Ebene löst die Schafgarbe auch innere Verkrampfungen und fördert das Loslassen von alten Verhaltensmustern. Sie bringt sanfte Wärme in Körper und Seele. Schafgarbe wirkt insgesamt etwas herber als die Rose und hat weniger liebliche Anteile. Dies kommt vor allem Menschen entgegen, denen die Rose im Duft zu lieblich und im Aussehen zu aufwendig erscheint. Sie benötigen die sanfte Strenge und ausgewogene Balance der Schafgarbe. Auf erstaunlich harten Stängeln, die sich dem Abpflücken hartnäckig widersetzen, ruhen die weiß leuchtenden kleinen Blütenköpfchen. Sie wirken wie kleine Inseln auf den spätsommerlichen, wenig bunten Wiesen. Der

Eindruck kommt auch von den Blütendolden, die wie kleine Teller waagerecht ausgerichtet sind, so als ob alle Einzelblüten gleichberechtigt zum Licht streben. Gerade wenn in der Blühzeit der Schafgarbe von Sommer bis Herbst weniger Sonnenstunden die Wiesen erreichen, dann sammelt die Schafgarbe davon so viel wie möglich. Auch deshalb kann sie konzentrierte ätherische Öle in Blättern und Blüten bilden. Sie trägt in ihrer Scheindolde viele kleine Blüten, wenn manche verblühen, dann entstehen andere neu. Der Wechsel ist aber nicht erkennbar, sie steht als ganze Pflanze viele Wochen des Sommers scheinbar unverändert da und blüht. Diese Kraft überträgt sie auf uns: »Hab keine Angst vor dem Loslassen! Ich bin da für dich! Auf mich ist Verlass! Ich stehe dir bei und stärke dich!«

WIE
WILL ICH SEIN?

Aggression ist eine wichtige Lebenskraft.
Sie angemessen einsetzen zu können
und nicht zu verdrängen
führt zu Antrieb und Durchsetzungskraft.

Fragt man Menschen nach ihrem Bild von sich selbst, dann erlebt man Überraschendes. Manch einer überschätzt sich und scheint blind zu sein für die Wirklichkeit, er hält jegliche Kritik für Angriffe von neidischen Menschen. Ein anderer hingegen unterschätzt sich, augenscheinlich kann er nicht sehen, was er ist und kann. Jeder Versuch, ihm zu spiegeln, was man Gutes an ihm wahrnimmt, scheitert an seiner Überzeugung, wertlos zu sein, nichts hinzubekommen oder schlecht auszusehen. Hier sind offenbar deutliche Abwehrmechanismen am Werk. Warum wird Offensichtliches nicht wahrgenommen, weggeschoben oder verdrängt?

Das hat so viele Gründe, wie es Schicksale gibt. Es dient der Aufrechterhaltung eines Bildes von sich selbst, man macht sich größer oder kleiner, als man gerade wirklich ist. Leider führt das in Kontakt mit anderen Menschen zur Verhinderung echter Nähe. Zugrunde liegen meist schmerzhafte Gefühle in der Beziehung zu den Eltern. Anstatt ihre Kinder zu sehen und wahrzunehmen, waren die Eltern meist mit sich selbst beschäftigt. Sie konnten den Kindern deren Verhalten nicht angemessen spiegeln.

Deshalb kamen die Kinder zu falschen oder einseitigen Annahmen über sich selbst. Der eine macht sich größer und der andere ständig kleiner, als er ist. Diese Haltung ist später schwer abzulegen, weil man ja in der Kindheit gelernt hat, wenn ich so bin, wie die Eltern mich sehen wollen, dann erhalte ich mir ihre Zuneigung oder wenigstens Nähe. Kein Mensch kann ohne die Verbundenheit mit anderen leben. Auf dem Weg der Heilung müssen diese einseitigen Selbstannahmen wieder aufgelöst werden. Das geschieht nur mit emotionaler Beteiligung des Betroffenen, das Wissen allein reicht dazu nicht aus.

FALLBEISPIEL

Olga, 36, eine intelligente junge Frau und Mutter, kam zur Therapie wegen starker Erschöpfung durch einen Ehekonflikt. Sie und ihr Mann stritten sich nur noch seit der Geburt ihrer zwei Kinder. Es schien keine Verständigung mehr möglich. Sie hatte das Gefühl, von ihrem Mann nicht genügend unterstützt zu werden, denn er verhielt sich wie ein drittes Kind. Allerdings überforderte sich Olga auch selbst: Sie managte die Familie, versorgte die Kinder, erledigte die Büroarbeiten und ging in Teilzeit arbeiten. Sie schien sich selbst nicht zu glauben, dass sie mit all dem überfordert war, denn bisher im Leben hatte sie immer alles hinbekommen.
Olga kam mit elf Jahren aus einem kleinen sibirischen Dorf mit ihren Eltern nach Deutschland. Sie war ein aufgewecktes Kind, das sehr schnell die Sprache erlernte und neue Freunde fand. Allerdings hatte sie eine schwere Last zu tragen, denn beide Eltern waren sowohl mit der neuen Sprache als auch den ungewohnten Sitten sehr überfordert und zogen sich depressiv zurück. Es war Olga, die

mit Ärzten, Behörden und Lehrern sprach und den Eltern erklärte, was sie tun oder lassen sollten. Olga berichtet: »Ich musste von einem auf den anderen Tag erwachsen werden. Meine Kindheit war vorbei.« Olga musste viel zu früh erwachsen werden, weil die eigentlichen Erwachsenen ausgefallen waren. Sie wurde von anderen zu oft überschätzt und hat in der Folge auch die eigenen Kräfte überschätzt. Dabei hat sie ihre Bedürfnisse nach Wärme und Unterstützung zu wenig wahrgenommen. In einer Partnerschaft führt dieses Verhalten zu einer Überschätzung der eigenen Kräfte und häufig sagt auch der Partner: »Dir traue ich alles zu. Du kannst das. Du bist stark!« Das wird dem Menschen leider nicht gerecht.

Ein weiterer Punkt, der zu einem einseitigen Selbstbild führen kann, ist das Thema Scham. Besonders wenn man in der Kindheit zu oft gehört hat: »Wie siehst du denn aus? Du bist ja hässlich!«, vielleicht wegen einer kleinen körperlichen Auffälligkeit, schämt sich der Mensch in der Folge stark. Leider führen solche Aussagen oft dazu, dass man sich nur noch verstecken möchte. Man macht sich diese Sätze von anderen zu eigen und hält sich selbst für hässlich. So sehr, dass man sich anderen nicht zumuten möchte. Eventuell entwickelt man überkompensatorisch bestimmte Fähigkeiten wie zum Beispiel eine lustige Art, Organisationstalent oder etwas anderes, was sozial geschätzt wird. Dennoch bleiben in der Tiefe der Seele die Minderwertigkeitsgefühle sowie die Selbstablehnung bestehen. Jedem, der einem nahe kommt, wird unterstellt, dass er einem nur Mitleid entgegenbringt. Echte Nähe muss daran scheitern.

Wie kannst du ein angemessenes Selbstbild entwickeln? Wie kannst du Hemmungen und Blockaden überwinden und dich von tief sitzenden Überzeugungen wie Selbstüberschätzung oder auch Wertlosigkeitsgefühlen lösen?

Dadurch, dass du deine Gefühle zulässt – und zwar alle, auch die sogenannten negativen. Wenn auch verborgen, sind sie dennoch da: die Traurigkeit, der Neid, die Eifersucht, die Scham, die Ohnmacht, die Wut. Sie wirken umso mehr, je mehr du sie verbannen möchtest aus deinem Leben.

Du darfst Wut zulassen, ohne dich schlecht zu fühlen, wenn sie sich nicht gegen andere in verletzender und destruktiver Weise richtet. In der Wut sitzt nämlich vitale Lebensenergie, die wir brauchen. Wenn du dir also verbietest, wütend zu sein, dann fehlt dir Energie in anderen Situationen, in denen du sie nötig hättest. Wut ist Lebenskraft, Wut bewegt, Wut kann Dinge verändern.

Löwenzahn, der Gefühlsentgifter

Taraxacum officinale

Der Löwenzahn ist eine Pflanze aus der Familie der Korbblütler (Asteraceae). Der Löwenzahn entgiftet und klärt Zorn und Wut, er macht wieder weich und flexibel.

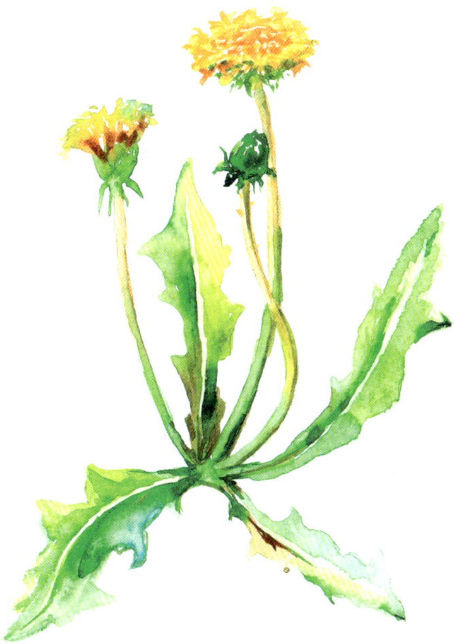

Bei der Selbstfindung helfen kann uns der Löwenzahn – ein Meister bei der Klärung von Gefühlen und angemessener Selbsteinschätzung. Seine gelbe Blüte deutet auf die Sonne hin, genauso wie es der Solarplexus, das Sonnengeflecht im Bauchraum, tut. Hier liegen die Organe, die eng mit Durchsetzungskraft und Willensstärke zu tun haben.

Alte Gefühle auflösen und ins Spielerische kommen

Ungeklärte Gefühle wie Wut (»Wut im Bauch«) werden besonders über die Leber und Galle verarbeitet und profitieren in direkter Weise vom Löwenzahn. Er kann die emotionalen Gifte auflösen, sodass es nicht zu ungezügelten Wutausbrüchen kommt, sondern sich eine gesunde Willenskraft und Durchsetzungsfähigkeit entwickelt. Ärger kannst du konstruktiv für dich nutzen, anstatt ihn zu verdrängen.

REZEPT

Löwenzahnspinat

Wenn du ihn als Spinat zubereitest, garst du ihn zunächst in größeren Stücken in Salzwasser für zehn Minuten. Anschießend drückst du ihn gut aus, schneidest ihn klein und brätst ihn leicht in einer Pfanne mit angedünsteten Zwiebeln in Olivenöl. Gerne mit Zitronensaft und Salz abschmecken.

Warum sind Löwenzahnblüten gelb?
Das weiß jedes Kind.
Weil Löwenzahnblüten Briefkästen sind.

Wer hat die Briefkästen aufgestellt?
Die grasgrüne Wiese.
Sie steckt in die Briefkästen all ihre Grüße.

Wem werden die Grüße zugestellt?
Das weiß jedes Kind.
Briefträger sind Biene und Wind.

Rainer Kunze

Wenn man missmutig und gereizt ist, dann läuft einem die Galle über. Der Löwenzahn hilft, nicht so viel Ärger auf sich sitzen zu lassen, sondern sich damit auseinanderzusetzen. Vielleicht muss man das Neinsagen lernen oder sich in anderer konstruktiver Weise abgrenzen.

Wer sich ständig gekränkt fühlt, der verbittert mit der Zeit, er wird krank. Die Bitterstoffe des Löwenzahns können ihn wieder weicher machen. Weicher werden bedeutet, flexibel zu reagieren auf unterschiedliche Situationen. Das kannst du ausprobieren und zunächst spielerisch mit Situationen umgehen. Daran erinnert die Pusteblume beim Löwenzahn, denn sie hat etwas Verspieltes. Genauso wie die Stängel, mit denen Kinder wunderbar spielen können, sie zu Wasserleitungen verbauen, Ketten daraus flechten oder sie ins Wasser legen, bis sie sich ringeln. Verspielt, wie der Löwenzahn es vormacht, können wir von ihm lernen, dass nicht alles todernst ist. Man kann sich durchaus einmal erlauben, sich weicher und flexibler zu verhalten, sozusagen spielerischer, anstatt alles zu ernst zu nehmen.

Verwandlung zulassen

Von der gelben Blüte bis zur Pusteblume verwandelt sich der Löwenzahn ständig. Der Löwenzahn hilft uns beim Loslassen falscher Selbstbilder und Abwehrmechanismen, er entgiftet uns von Kränkung, Zorn und Beleidigungen. Er macht uns wieder weich, flexibel und neugierig auf die Welt. Dadurch vertreibt er Müdigkeit und Erschöpfung und fördert den Aufbau neuer Lebensenergie. Echtes Selbstbewusstsein schenkt er uns, damit wir wie ein Löwe im vollen Bewusstsein unserer Kraft leben können. Löwenzahn klärt und entgiftet Gefühle. Damit hilft er bei der Entwicklung eines gesunden Selbstbildes.

Die Erlaubnis, sich abgrenzen zu dürfen

Kein Löwenzahnblatt gleicht bei genauer Betrachtung dem anderen. Je nachdem, wo er wächst, passt er sich in der Höhe seiner Umgebung an. Er kommt so zahlreich vor, dass er oft als Unkraut angesehen worden ist. Dabei hat er so viele heilende Eigenschaften auf Körper und Seele. Der Löwenzahn schließt nachts und bei Regen seine Blüten, damit sie geschützt sind. So darf sich der verletzte Mensch auch gelegentlich schließen vor dem Außen, das lehrt uns die Pflanze. Ich brauche mir nicht alles gefallen zu lassen, darf mich wehren, schützen, etwas entgegnen. Ich darf mich in guter Weise abgrenzen gegen übergriffiges Verhalten. Ich darf, wenn es nötig ist, in eine gesunde Wut kommen.

Spitzwegerich, der Kummerlöser

Plantago lanceolata

Spitzwegerich ist eine Pflanze aus der Familie der Wegerichgewächse (Plantaginaceae). Der Spitzwegerich löst Trauer, heilt alten Kummer und beschützt vor Angriffen von außen.

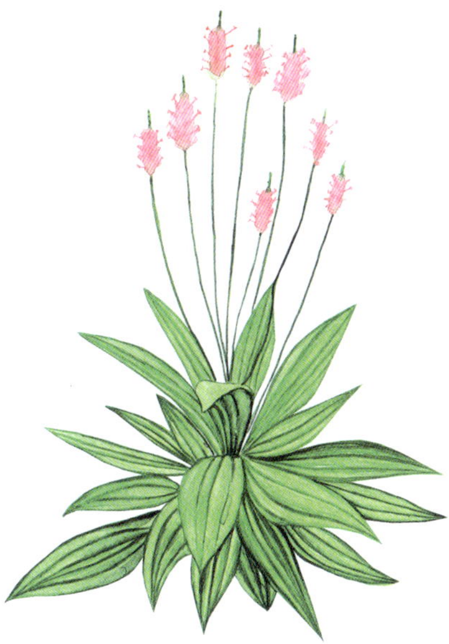

Eine weitere heilsame Pflanze bei der Entwicklung eines guten Selbstbildes ist der Spitzwegerich. Der Spitzwegerich löst alten, tief sitzenden Kummer. Er beruhigt und besänftigt die Seele.

Sich trauen zu trauern

Trauer aus früheren Verletzungen kann geheilt werden. Auf der körperlichen Ebene ist der Spitzwegerich ein guter Heiler bei Lungenerkrankungen. In vielen Heiltraditionen steht die Lunge symbolisch für die Trauer. Wer weint und schluchzt, der kann auch nicht richtig durchatmen. Auf seelischer Ebene hilft der Spitzwegerich dabei, unsere alte, in den Lungenspitzen festgehockte Trauer zu lösen.

Wer etwas Trauriges erlebt hat, muss Zeit haben, um das abtrauern zu können. Es kommt aber vor, dass die richtigen Umstände zum Trauern nicht gegeben sind, dass man nach einem Schock oder Verlust schnell wieder funktionieren muss, weil z. B. kleine Kinder zu versorgen sind und man Geld verdienen muss. Schwierig wird es auch, wenn andere sagen, es sei doch nicht wirklich etwas Schlimmes passiert bei einem Unfall, man sei doch noch am Leben, oder man könne doch noch andere Kinder haben nach einer Fehlgeburt. Auch nach einer Krebsdiagnose mit anschließender erfolgreicher Behandlung kann passieren, dass das Umfeld einen oberflächlichen Trost ausspricht im Sinne von: »Gottseidank ist alles gut gegangen. Jetzt bloß nicht mehr daran denken und wieder ganz schnell zurück in das alte Leben!« Nein, das geht eben nicht. Es braucht Zeit, den Schock zu verarbeiten, und man ist hinterher nicht mehr derselbe Mensch wie vorher. Solche Sätze verwehren das Recht auf die eigene Trauer. Wer sich nicht traut zu trauern, der bringt sich um

REZEPT

Hustensirup

Hustensirup kannst du selbst herstellen aus zwei Handvoll frischen Blättern des Spitzwegerichs, der klein geschnitten und anschießend abwechselnd in ein Marmeladenglas geschichtet wird mit 200 g braunem Zucker, die letzte Schicht ist Zucker. Du drückst alles fest und lässt das geschlossene Glas zwei Monate an einem dunklen Ort ruhen. Danach erwärmst du die Masse in einem Wasserbad, gießt alles durch ein Sieb und vermengst es mit etwas Zitronensaft.

eine tiefe Erfahrung. Die Trauer wird dann verdrängt und sitzt symbolisch in den Lungenspitzen. Hier setzt der Spitzwegerich an mit seinen Heilkräften. Er vertreibt alte Ängste, Verstimmungen und löst die Traurigkeit. Spitzwegerich lässt dich tief durchatmen und alte Geschichten loslassen, du darfst glücklich und heiter werden. Dadurch erlebst du ein neues, freieres Lebensgefühl.

Aufstehen nach Niederschlägen und Widerstandskraft entwickeln

Der Spitzwegerich bildet zunächst eine stabile Blattrosette aus und dann wächst der Trieb nach oben mit der Blüte. Der

Spitzwegerich ist sehr widerstandsfähig gegen Tritte. So kommt er als erstes nach dem Rasenmähen wieder hoch, denn er ist einfach nicht unterzukriegen. Genau diese Widerstandskraft ist es, die ihn für uns so heilsam macht. Nach Niederschlägen wieder aufzustehen und sich das Blühen nicht nehmen zu lassen, Frost und Hitze gleichmütig zu ertragen, das sind die Kräfte des Spitzwegerichs. Der Spitzwegerich hilft auch gegen Insektenstiche ganz hervorragend. Er beschützt uns gegen Außenangriffe mit seiner hohen Widerstandsfähigkeit. Wer seine eigenen Kräfte erlebt und kennt, kann Angriffe gelassener ertragen, Kritik prüfen und, wenn nötig, zurückweisen.

Dankbarkeit in das Leben lassen

Wenn jemand das Vergangene betrauert hat und wieder aufsteht, so erlebt er, dass er sich durch diese Krise weiterentwickelt hat: »Ich bin nicht mehr der Mensch, welcher leider aus dem schwierigen Elternhaus kam und der zu wenig Möglichkeiten im Leben hatte, sondern ich werde dann der Mensch, dem es trotz schwieriger Anfänge gelungen ist, etwas Schönes aus seinem Leben zu machen!« Man erlebt sich nicht mehr als Unglücksmensch, sondern als derjenige, der etwas erreicht hat, dem etwas geglückt ist.

Ein Mensch, der bereits erlebt hat, wie schnell im Leben die gemeinsame Zeit mit geliebten Menschen vorbei sein kann, der nimmt nichts mehr für selbstverständlich. Er weiß nun, wie wertvoll seine Beziehungen für ihn sind. Die Dankbarkeit gehört zu seinem neuen Leben dazu. Dankbarkeit für das, was war, was noch ist und Dankbarkeit auch dafür, dass ihm gerade seine Verluste und Schwierigkeiten geholfen haben, ein anderer zu werden.

ANLEITUNG

ABSCHIEDSBRIEF SCHREIBEN

Eine gute Möglichkeit, Altes loszulassen, ist es, einen Abschiedsbrief an Menschen zu schreiben, die dich verletzt haben. Der Brief darf gern Dinge enthalten, für die du dankbar bist, aber er sollte auf jeden Fall deine Verletzungen in Worte bringen. Es ist nicht wichtig, ob dieser Brief je seinen Empfänger erreicht oder nicht. Bei Personen, die dich vor sehr langer Zeit verletzt haben, kommt es allein darauf an, dass du dich in deinem eigenen Kopf, quasi auf einer Art innerer Bühne, mit den Verletzungen auseinandersetzt.

Die kleine Übung des Niederschreibens in direkter Rede gibt deiner Seele das Gefühl, der andere sei jetzt gerade hier bei dir. Die Seele merkt nicht, ob das Geschehene schon lange zurückliegt, denn wenn du im Hier und Jetzt darüber sprichst oder schreibst, wird es wieder so lebendig, als sei es gerade passiert. Dadurch wird die innere Auseinandersetzung leichter und endlich einmal kannst du deine Gefühle loslassen, denn du willst sie nicht mehr in dir verschließen. Du kannst sagen: »Das hat mich verletzt. Das hat mir weh getan. Aber ich verzeihe dir.«

Im Verzeihen-Können liegt eine große Kraft, die dich von deinem Groll befreit und deine Seele heilt.

WER
HÄLT MICH?

Eine zentrale Sehnsucht des Menschen ist die Suche nach Nähe, Geborgenheit und Bindung.

Auf die Frage, wer einen hält, antworten viele Menschen, das seien der Partner, die Familie oder beste Freunde. Manchmal ist das aber nicht der Fall. Es gibt Menschen, die einsam sind, und Menschen, die sich trotz einer Familie einsam fühlen.

FALLBEISPIEL

Rose, 78, hat besonders während des Lockdowns unter starker Einsamkeit gelitten. Sie war gesundheitlich fit, beschäftigte sich mit Kunst und Büchern und hatte durchaus einen Bekanntenkreis. Ihr Mann ist schon in jungen Jahren verstorben und den einzigen Sohn hatte Rose allein großgezogen. Zu ihm bestand eine oberflächliche Beziehung. Drei Jahrzehnte führte sie eine Partnerschaft mit einem älteren Mann, der jetzt hochbetagt war, sodass die Treffen selten stattfanden. Sie hatten nie zusammengelebt, da Rose kaum echte Nähe zulassen konnte. Immer war zwischen ihr und anderen Menschen eine Trennwand. Das hatte folgende Gründe: Rose wuchs mit einem schwierigen Vater auf, der aus Gefangenschaft kam, als sie fünf Jahre alt war. Er

war ein sehr strenger Mann und durch die Kriegsereignisse deutlich traumatisiert. In ihrer Therapie berichtete Rose erstmals im Leben, dass der Vater sie »angefasst« und ihr verboten habe, mit jemandem darüber zu sprechen. Als sie es dennoch der Mutter erzählte, glaubte diese ihr nicht, und der Vater schimpfte mit ihr, dass sie jetzt schuld sei, wenn die Familie auseinanderbrechen würde. Diese Erlebnisse haben in der Folge dazu geführt, dass Rose sich stark in sich selbst zurückgezogen hatte und nie wieder einen anderen Menschen nah an sich heran ließ. Erst im höheren Alter konnte sie die Einsamkeit kaum noch aushalten und suchte endlich Hilfe auf. Durch das Erzählen und Abtrauern ihrer Geschichte ließ Rose im Verlauf ihrer Heilung zu, dass ihre traurigen und wütenden Gefühle zu ihr gehörten und geäußert werden durften. Sie lernte, sich mehr zu öffnen und gestaltete ihre Beziehungen zunehmend tiefer und erfüllter.

Wenn du ein Kind bist, dann sind idealerweise liebende und Geborgenheit spendende Eltern für dich da, sie begleiten dich auf dem Weg der Entwicklung zum erwachsenen Menschen. Eltern, die dich fördern, wenn du dich ausprobieren möchtest, die aufrichten, wenn du gefallen bist, die umarmen und Wärme schenken, wenn du hungrig nach Liebe bist, die respektieren, wenn du allein sein möchtest, die sich freuen, wenn dir etwas gelingt, und die dich trösten bei Misser-

folgen und Liebeskummer. Früh erlerntes Bindungsverhalten wird in eigenen Freund- und Partnerschaften unbewusst wiederholt. Die Grundlage für eine Verbindung, die von Nähe, Zuneigung und Respekt getragen ist, besteht in einem guten Wissen darum, was du möchtest und kannst und wo deine Grenzen sind. Jeder sollte eigenständig bleiben und sich dennoch in eine tiefe Verbindung zu einem geliebten Menschen hineingeben und sogar von Zeit zu Zeit fallenlassen können.

Wer aber alten Ballast aus der Kindheit mit sich schleppt, der läuft Gefahr, das, was er an eigenen Schmerzen erlebt hat, zu verdrängen und unbewusst seine kindlichen Wünsche an einen guten Elternteil auf den Partner zu projizieren und ihre Erfüllung von ihm zu erwarten. Aber kein noch so guter Partner wird je erfüllen können, was einem gefehlt hat, dadurch kann es zu schweren Enttäuschungen in der Partnerschaft kommen. Eine Enttäuschung ist dann eben das Ende dessen, worüber man sich getäuscht hat. Damit sollte man sich unbedingt auseinandersetzen. Ein guter Weg für ein echtes Kennenlernen des anderen ist ein regelmäßiges, ehrliches und authentisches Mitteilen der eigenen Gefühle. Das ist das einzige, worüber du wirklich Rechenschaft geben kannst. Ob der andere deine Gefühle verstehen mag oder nicht, mitteilen solltest du sie.

Es ist sinnvoll, sich dafür regelmäßige Zeitfenster zu nehmen, denn auf die Schnelle Mitgeteiltes wird eben auch schnell überhört. Du wirst spüren, wie schwer es dir fällt, in dich zu schauen und auszudrücken, was genau dich bewegt, verletzt oder gekränkt hat. Der andere sollte dann zuhören und nicht vorschnell unterbrechen. Für eine Partnerschaft in tiefem Verständnis füreinander bedarf es immer einer ehrlichen und authentischen Kommunikation.

Efeu, die Pflanze der Partnerschaft

Hedera helix

Efeu ist eine Pflanze aus der Familie der Araliengewächse (Araliaceae).
Efeu öffnet das Herz für ein echtes Miteinander.
Er bringt Heiterkeit und Inspiration.

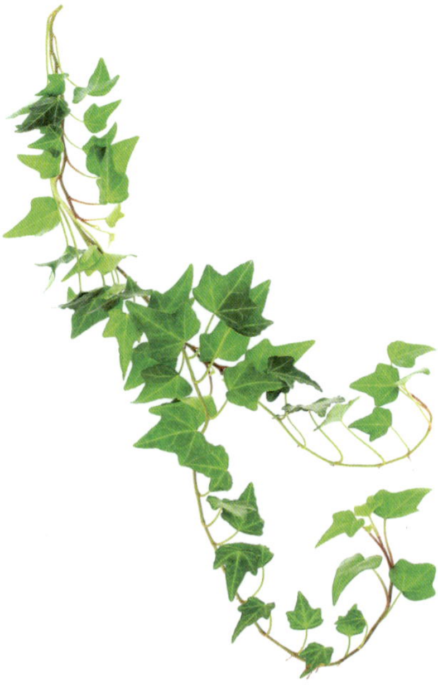

Der Efeu ist eine der zärtlichsten Partnerschaftspflanzen schlechthin. Da der Efeu die Verbindung zu unseren Wurzeln stärkt, bereitet er uns den Boden für eine gelingende Partnerschaft. Efeu wächst in die Höhe, indem er sich mit oberflächlichen Haftwurzeln an Bäume bindet, ohne in sie einzudringen. Er zieht seine Nährstoffe aus eigenen Bodenwurzeln.

Standfestigkeit aus eigenen Wurzeln ziehen

Efeu stärkt die Standfestigkeit, um in uns selbst zu stehen, frei und ohne Anhaftungen an Materielles oder an Menschen. Äußere Bindungen können uns keine Sicherheit geben. Weder Macht noch Geld, weder Partner noch Kinder geben uns dauerhafte Sicherheit. Die beste Sicherheit ist unsere eigene psychische, körperliche und geistige Stabilität, und selbst das auf Dauer zu erhalten, liegt nicht immer in unserer Macht. Einzig und allein unsere innere Bindung zu unseren Kraftquellen kann uns Halt geben. Wir können eng verbunden mit unserer Familie leben und doch muss ein jeder in sich selbst fest verwurzelt sein.

Diese Wurzeln können zum Beispiel in einer engen Verbindung zur Natur oder in einem tiefen spirituellen Wissen liegen. Ebenso kann man heimatverbunden, musikliebend oder kulturbegeistert sein. Andere gehen im Handwerklichen und Gärtnern richtig auf. Manche Menschen geben gern ihre Zeit für andere und ziehen aus dem Geben Kraft. Die Wurzeln sind so unterschiedlich wie die Menschen. Ein jeder hat die Aufgabe, für sich selbst zu suchen, was ihn nährt. Sich vom Efeu inspirieren zu lassen bedeutet, Kraft aus der Verbindung mit den eigenen Ressourcen, der Verbindung zur Natur, zum Kosmos und zur Spiritualität zu holen.

REZEPT

Hustensaft

Da du wegen der Giftigkeit der frischen Blätter den Efeu nicht benutzen kannst, magst du dir vielleicht einen wirksamen Hustensaft herstellen. Du wäscht zwei Handvoll zerkleinerte Efeublätter und übergießt sie mit 200 ml hochprozentigem Schnaps. Zwei Wochen ruhen lassen und täglich umdrehen, danach kannst du sie abseihen und als Tinktur gegen hartnäckigen Husten aufbewahren.

Freiheit erleben durch Flexibilität

Der Efeu wächst flexibel, er biegt sich um Hindernisse herum und schlägt überall kleine Haftwurzeln. Unbeirrt wendet der Efeu sich immer der Sonne zu. Genau so können wir uns in unseren Gedanken und Werten verwurzeln, immer neue ausbilden und immer neu blühen. Nicht stur an etwas festhalten, was uns nicht mehr weiterbringt. Mag sein, dass ich das gestern anders gesehen habe, aber heute wende ich mich wieder der Sonne in meinem Leben zu. Ich setze mich immer wieder aufs Neue mit den Herausforderungen meines Alltags auseinander und kann es mir leisten, nicht sofort Lösungen und schnelle Ergebnisse zu erreichen. Ich komme den anderen nah, verbinde mich mit ihnen, bin aber nicht auf sie angewiesen. Ich kann auch in eine andere Richtung wachsen. Meine Flexibilität macht mich frei.

Das ewige Leben erfahren

Der Efeu trägt bereits im Frühjahr Früchte, wenn andere Pflanzen gerade erst zu blühen beginnen. Er steht stark im Leben und gibt niemals auf. Seine Sprösslinge schlagen selbst Wurzeln und sind eigenständig. Er ist das ganze Jahr hindurch immergrün. Somit ist er ein starkes Symbol für Kraft und Hoffnung, für Durchhalten und Sichvermehren. Als immergrünes Gewächs steht der Efeu für ewiges Leben und inspiriert uns mit seinem immerwährenden Wachstum, daran zu glauben, dass es auch für uns immer wieder weitergeht. Die Weisheit, selbst aus Rückschlägen Kraft zu gewinnen und vielleicht in eine andere Richtung weiterzuwachsen, schenkt uns der Efeu.

Der Efeu

Efeu und ein zärtlich Gemüt,
heftet sich an und grünt und blüht,
kann es Stamm und Mauer finden,
es muss blühen und Familie gründen.

Sehr frei nach
Johann Wolfgang von Goethe

Verbundenheit in Liebe und Treue

Der Efeu verlässt sich nicht auf andere, sondern jeder einzelne Strang ist verwurzelt mit der Erde und angeheftet an den Baum, an dem er sich hochrankt. Dennoch bilden die verschiedenen Stränge eine Pflanze. Sie sind eng miteinander verwoben, sie schützen sich gegenseitig. Das ist ein schönes Bild für eine Partnerschaft oder eine Familie: Alle sind miteinander verbunden, aber jeder wächst aus sich allein. So ist in einer Partnerschaft ein jeder auf seinem eigenen Lebensweg unterwegs und ist für seine Angelegenheiten selbst verantwortlich. Und dennoch stützt und stärkt man sich gegenseitig und trägt sich auch miteinander durch schwere Zeiten. Aufgrund der miteinander verschlungenen Triebe vieler Einzelpflanzen steht der Efeu für Verbundenheit und Zusammengehörigkeit. Er ist ein schönes Bild für Liebe und Treue.

Gundermann,
die Pflanze des Neubeginns

Glechoma hederacea

Gundermann ist eine Pflanze aus der Familie der Lippenblütler (Laminaceae). Der Gundermann bringt Energie, Lebendigkeit und Wachstum in das Leben.

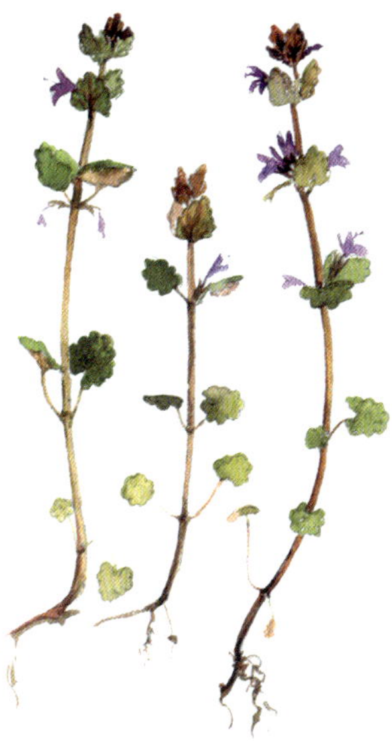

Der Gundermann bringt erstarrte psychische Prozesse wieder in Gang. Er ist ein Lippenblütler wie der Lavendel und der Rosmarin, aber im Gegensatz zu diesen wächst er nicht aufrecht und starr, sondern er kriecht mit langen Ausläufern über den Boden. An jedem Knotenpunkt bildet er neue Würzelchen und neue Blütenstände. So kann er lange Distanzen überbrücken.

Schatzkammer an wärmenden ätherischen Ölen

Gundermann besitzt viele ätherische Öle in seinen Blättern, die ihn auch im Winter wärmen. Er hält Frost aus und kann deshalb schon zeitig im Frühjahr austreiben. Gundermann bildet viele kleine violette Blüten. Sein Geschmack ist erdig-würzig, leicht minzig und erwärmend. Genauso viel Kraft spendet er uns auch, denn er kann nach einem inneren Winter wieder Lebendigkeit in seelische Prozesse bringen. Wenn jemand zu viel nachdenkt und seinen Körper zu wenig spürt, sodass die körperlichen Bedürfnisse vernachlässigt werden, dann kann Krankheit entstehen. Deshalb sollte man von Zeit zu Zeit loslassen von alten Routinen und etwas Neues beginnen, damit Unausgewogenheiten in der Lebensführung sich wieder ausgleichen können.

Den Aufbruch ins Unbekannte wagen

Neues zu beginnen mit dem Gefühl, wie neugeboren zu sein, das ist die Kraft des Gundermanns. Er vermittelt Freude am üppigen Wachsen sowie am Aufbruch ins Neue. Mit ihm können wir scheinbare Sicherheiten leichter hinter uns lassen und uns ins Unbekannte hineinwagen. Wir können Stand aus uns selbst ziehen und brauchen keine äußere Hilfe. Der Gundermann lebt uns vor, dass man an jedem Knotenpunkt des Lebens die Entscheidung treffen kann, zu bleiben und Wurzeln zu schlagen oder weiterzugehen. In unserem Leben haben wir immer die freie Entscheidung, ob wir z. B. in einer beschwerlichen Partnerschaft bleiben möchten oder uns nach jemand anderem umsehen, ob wir beruflich neue Bahnen einschlagen möchten, ob wir eine alte Gewohnheit beenden und etwas Neues, noch nie Gewagtes ausprobieren möchten.

REZEPT

Der Alleskönner

Gundermann ist in der Küche ein wahrer Alleskönner: Tee, Aperitif, Kräuterlimonade, Desserts, Kräuterwaffeln, Risotto, Kräutersuppen oder kalte Gurkensuppe kann er verfeinern.

Probiere mal, eine Avocado zu zerdrücken und mit einer Handvoll Kräuter mit Gundermannblättern sowie etwas Zitrone, Salz und Pfeffer zu verfeinern, diese Guacamole wird dir lecker auf einem Brot schmecken.

Wer gerne nascht, der kann gewaschene Gundermannblätter in geschmolzene Schokolade tauchen und trocknen lassen. Der Gundermann ist nämlich das »After Eight« der Pflanzenwelt.

Sich dem Fluss des Lebens anvertrauen

Der Gundermann wächst kriechend über den Boden und alle Hindernisse. Er überwächst dabei Steine, Baumwurzeln oder andere Barrieren. Er ist scheinbar durch nichts aufzuhalten. Und immer wieder bildet er neue schöne Blütenstände. Er lehrt uns, dass auch wir weiterwachsen können, indem wir, unsere inneren Hindernisse übersteigend, erstarrte Strukturen loslassen. Wir müssen uns das nur zutrauen. Wir können scheinbare Sicherheiten hinter uns lassen und uns dem Fluss des Lebens anvertrauen. Wenn der Boden stimmt, können wir Wurzeln schlagen und blühen; ansonsten loslassen und neue Triebe bilden: Das ist die Botschaft des Gundermanns.

Bleibendes erfahren in sich ändernden Umständen

Wer immer alles beim Alten lassen will, der wird das Alte verlieren. Denn das Leben wartet nicht auf uns und entwickelt sich immer weiter. Wenn wir festhalten, dann verlieren wir auf Dauer. Nichts bleibt, wie es ist. Wenn wir uns aber auf die sich ändernden Umstände einlassen, dann erfahren wir, dass etwas in uns bleibt und stabil ist, unser Wesen. Indem wir Veränderung zulassen, erfahren wir das Bleibende.

Ein Mann, der Herrn K. lange
nicht gesehen hatte,
begrüßte ihn mit den Worten:
»Sie haben sich gar nicht verändert.«
»Oh!« sagte Herr K. und erbleichte.

Bert Brecht, Geschichten vom Herrn Keuner

ANLEITUNG

NEUES PROBIEREN

Nimm dir einmal vor, jeden Monat etwas Neues auszuprobieren. Das darf alles Mögliche sein, einen anderen Weg durch die Stadt gehen, etwas Unbekanntes zu kochen, ein neues Buch zu lesen oder einen fremden Menschen anzusprechen. Vielleicht möchtest du einmal ins Schwimmbad gehen oder mit dem Malen beginnen? Es ist nicht wichtig, wie groß oder klein die Herausforderung ist, es ist nur wichtig, dass sie neu ist. Versuche, unvoreingenommen zu sein und dich wirklich darauf einzulassen. Sei stolz auf dich, wenn du es gemeistert hast! Leben ist Bewegung, komme heraus aus deinen eingefahrenen Routinen und trau dich, die Welt aus einer etwas anderen Perspektive wahrzunehmen. Das wird dich freier machen, du wirst dich wieder jünger und lebendiger fühlen. Trau dich!

WIE KANN ICH ERKENNEN?

Echte Einsicht
wird aus dem schmerzhaften Anschauen
all unserer Wünsche, Sehnsüchte,
Ängste und Fehler gewonnen.

Eine der schmerzhaftesten Aufgaben auf unserem Lebensweg ist das Zulassen echter Einsichten, die emotional berühren und deshalb wehtun können. Dazu braucht es den Mut, wirklich wissen zu wollen, was ist. Also wissen zu wollen, was tatsächlich mit dir los ist, ob es eventuell doch an dir selbst liegt, dass Dinge schlecht laufen in deinem Leben, und welches deine Fehler sind. Oft hast du schon eine ungefähre Ahnung, wo die wirkliche Ursache für ein Problem liegt. Aber dann redest du dir selbst gerne ein, dass es so doch nicht sein kann und dass das eigene Unglück doch hauptsächlich durch andere verursacht worden sei. Nur zu gern möchtest du das glauben. Sich als Opfer zu sehen – sei es als Opfer der Umstände, der Eltern, des Partners oder der Arbeitswelt – ist eine verbreitete Haltung. Oft wollen wir nicht sehen, dass wir es selbst sind, die mit falschen Erwartungen und überzogenen Ansprüchen unterwegs sind.

Es gibt niemanden, der nicht schon einmal Leiden erlebt hätte in irgendeiner Form. Der Unterschied zwischen zufriedenen Menschen und unzufriedenen besteht allein im Umgang mit dem eigenen Leiden. So kann ich zum Beispiel nach einer Schock- oder Trauerphase mein Los annehmen und meinen Umgang damit selbst aktiv gestalten, wobei ich es zulassen muss, dass mich dieses »aktive Umgehen« verändert, vielleicht sogar in einer Weise, die ich mir selbst nicht für mich ausgesucht hätte. Oder aber ich beweine mich selbst und verrenne mich in dem falschen Glauben, der einzige Mensch auf der ganzen Welt zu sein, der so Schweres zu tragen hat, und bleibe somit im Selbstmitleid stecken.

Zweifelsohne bringt die Auflösung von Selbstmitleid und Selbsttäuschung für den Einzelnen Schmerzen mit sich, Wachstumsschmerzen auf dem Weg zur seelischen Reife. Diese Schmerzen gehören dazu, denn nur so kann sich etwas zum Positiven verändern.

Die erste große Lebensaufgabe eines jeden von uns besteht darin, sich in der Zeit des jungen Erwachsenenlebens von den Wertvorstellungen der Eltern zu lösen. Dies ist ein großer und wichtiger Schritt im Laufe unserer Entwicklung hin zur vollen Selbst- und Eigenständigkeit, gerade weil diese Trotzphase und Ablösung die erste große Krise im Leben ist, und wie bei jeder Krise sind wir getrieben von Ängsten. Da ein junger Mensch meist noch nie bewusst erlebt hat, dass man Krisen im Leben durchstehen und überleben kann, dass das Leben danach weitergeht und oft sogar besser weitergeht, ist diese erste große Krise so gefährlich.

Ein Jugendlicher kennt noch nicht die Erfahrung, dass die eigenen Gefühle sich verändern können und morgen schon durch andere Gefühle ersetzt werden können, ein Jugendlicher lebt noch sehr im Hier und Jetzt. Das führt zu Verabsolutierungen.

Es ist so wichtig in der Begleitung von jungen Menschen, sie durch diese große Krise im wahrsten Sinne des Wortes hindurchzutragen, bis sie selbst wieder festen Boden unter den Füßen haben. Die Ablösung vom Elternhaus bereitet Schmerzen für alle, für die Eltern genauso wie für den Jugendlichen. Darin aber steckt auch für die Eltern ein großes und wichtiges Potenzial. Denn obwohl die Meinungen des jungen Menschen oft überzogen sind, so steckt in ihnen meist doch ein wahrer Kern. Wem es gelingt, diesen aufzugreifen und sich damit auseinanderzusetzen, der erlebt tatsächlich eine große Bereicherung des eigenen Weltbilds.

Dazu gehört auch für den Erwachsenen Mut. Der Mut hinzuschauen sowie der Mut, sich unbequeme Fragen zu stellen, aber auch der Mut, Neues zu denken und sich durch die Ungeheuerlichkeiten unbequemer Meinungen dazu bewegen zu lassen, selbst etwas zu verändern. In diesem Sinne können die Fragen der Jugend ein starker Antrieb auf dem Weg zu einer besseren Selbsterkenntnis sein.

FALLBEISPIEL

Mechthild, 69, suchte Hilfe, da sie von einem großen Liebeskummer und schweren depressiven Symptomen geplagt war. Obwohl sie schon Großmutter war und ihr Arbeitsleben als Lehrerin erfolgreich hinter ihr lag, hatte sie sich über viele Jahrzehnte noch nie richtig verliebt. Sie hatte in jungen Jahren geheiratet, weil es sich so gehörte, und drei Kinder bekommen. Die Ehe scheiterte früh und Mechthild zog die Kinder mithilfe ihrer im Hause lebenden Mutter auf. Ihre große Liebe lernte sie erst mit Anfang sechzig kennen. Drei Jahre war sie glücklich mit ihm, bis sie entdeckte, dass er schon verheiratet war und sich auf keinen Fall scheiden lassen wollte. Ihre fromme Erziehung verbot ihr aber, eine »Dreierbeziehung« zu führen und so trennte sich Mechthild schweren Herzens von ihrem Freund.

1945, als Mechthild drei Jahre alt war, floh ihre

Mutter aus den damaligen deutschen Ostgebieten mit ihren drei kleinen Kindern. Die letzten Zuckungen des Krieges versetzten die Familie in Angst und Schrecken. Ihre Mutter schaffte es mit hoher Selbstkontrolle, Opferbereitschaft und Engagement, die Familie durchzubringen, obwohl es keinen Vater mehr gab. Durch starken Familienzusammenhalt baute sich die vaterlose Familie ein sicheres Leben in bescheidenem Wohlstand auf. Der Preis dafür war das Nichterwachsenwerden der drei Kinder, denn die Mutter hatte bis ins hohe Alter das Sagen in der Familie und traf alle Entscheidungen, bis in die privatesten Dinge der Kinder hinein. Erst im Alter begann für Mechthild der Ablösungsprozess von ihrer Mutter und sie kam seelisch in die Pubertät. Das unglückliche Sichverlieben und ihre innere Zerrissenheit zwischen eigener Lust und überkommenen Wertvorstellungen führte sie in eine große Krise, die man als Ablösungskonflikt bezeichnen kann. Es dauerte eine ganze Weile, bis Mechthild sich selbst verzeihen konnte und begriff, dass sie anders handeln durfte, als es ihrer Mutter gefallen würde. Erst danach konnte sie in sich die Liebe ihrer Mutter wieder spüren und ihre Liebe zu ihr, und erst auf dem Sterbebett der Mutter gab es eine echte Versöhnung zwischen beiden.

Wermut, der Willensstärker

Artemisia absinthium

Der Wermut ist eine Pflanze aus der Familie der Korbblütler (Asteraceae).
Wermut lehrt gesunde Eigenständigkeit, Alleinseinkönnen und Zentrierung auf das Ich.

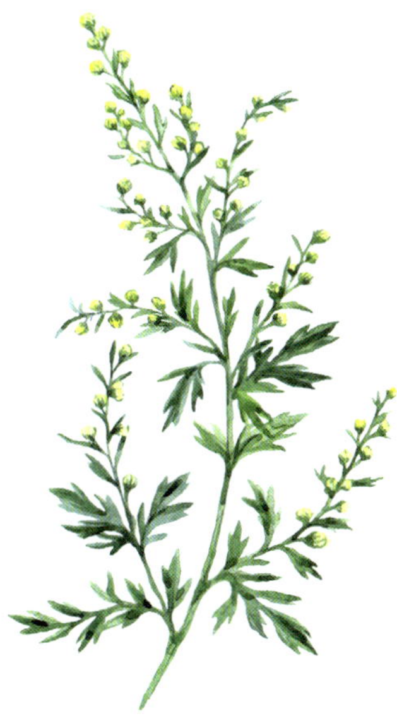

Der Wermut und sein milderer Verwandter, der Beifuß, sind stark aromatische und bittere Gewürze. Wermut gehört neben Enzian zu den bittersten Pflanzen, die bei uns wachsen. Die Blüten der Pflanze sind unscheinbar klein und wachsen nach unten gerichtet. Die Blätter sind mit einem silbrig glänzenden Filz von samtigen Haaren überzogen. Der Wermut wächst auf steinigen Böden gern in der prallen Sonne und ist eine anspruchslose Pflanze. Er wirkt auf der körperlichen Ebene gegen Appetitlosigkeit und Verdauungsbeschwerden.

Im Hier und Jetzt ankommen

Auf der seelischen Ebene hat Wermut die starke Kraft, uns in einem Augenblick ins Hier und Jetzt zu holen. Wir erleben eine starke Zentrierung. Dadurch kann er uns seelisch aus der Entfremdung zurückholen. Wir werden klarer und erkennen, in welchen Vorstellungen wir gefangen sind und wo wir uns täuschen. Er bringt uns schnell zur Besinnung. Mit seiner Hilfe erkennen wir die Realität, wenn wir uns in Träumereien verloren haben und in Ablenkungen gefangen sind.

Befreit von bitteren Erfahrungen

Wermut hilft dabei, wenn man sich von schlechten Erfahrungen erholen möchte. Er lässt uns besser erkennen, worin unser eigener Anteil der bitteren Erfahrung bestand und worüber wir uns selbst belogen haben. Er ernüchtert und lässt uns die Zusammenhänge erkennen. Wir können dann neu beginnen, indem wir schlechte Gewohnheiten ablegen. Unsere überhöhten und falschen Ansprüche an die anderen können wir mithilfe des Wermuts leichter aufgeben und ehrlicher zu uns selbst sein. Unser Urteilsvermögen wird besser. Somit haben wir eine echte Chance auf einen Neustart.

Ich bin mir selbst genug

Besonders, wenn wir uns in der Beziehung zu anderen selbst vergessen haben, kann der Wermut die Kraft schenken, wieder in unsere Mitte zurückzukommen. Er mildert unseren Ärger über andere, der entstanden ist, weil wir uns ihnen zu sehr untergeordnet haben. Mit seiner Bitterkeit vertreibt er die unsrige und lehrt uns eine gesunde Eigenständigkeit. Gerade wenn man jemanden liebt, ist es wichtig, eigenständig zu bleiben, dem anderen auch mal eine bittere Wahrheit zuzumuten und sich nicht immer seinen Wünschen unterzu-

REZEPT

Bauchweh, Unwohlsein und Unruhe

Bei Bauchweh, Unwohlsein und Unruhe kannst du dir ein Kräutersäckchen aus Wermutblättern, Kamille und Majoran machen und leicht erwärmen. Auf den Bauch gelegt entfaltet es eine beruhigende und schlaffördernde Wirkung. Als Tee wirkt Wermut appetitanregend und tonisierend, besonders Leber und Galle treibt er an. Aber Vorsicht: Höchstens eine halbe Minute lang die Blätter mit heißem Wasser überbrühen, sonst löst der Wermut Übelkeit aus. Als Teekur verbessert er die Verdauung und auch Heißhunger auf Süßes lässt nach.

ordnen. Phasen des Alleinseins nutzen beiden Partnern. Ständiges Zusammensein hingegen schwächt beide. Nur wer gestärkt und wach für seine eigenen Interessen ist, kann liebevoll und sanft in der Beziehung leben.

Stärkung meiner Willenskraft

Wermut stärkt deine Willenskraft und du bist besser in der Lage, deine eigenen Ziele zu verfolgen. Außerdem hilft er dir, schlechte Gewohnheiten besser zu überwinden und dadurch wieder in deine volle Energie zu kommen. Er wirkt so bitter, dass du besser erkennst, was dir guttut und was nicht. Du setzt mit mehr Wachheit, Disziplin und Zielorientiertheit deine Vorhaben um.

Vergebung und Mitgefühl zulassen

All den ungelösten Groll, Grimm und Hader, den du in dir trägst, musst du dir erlauben loszulassen. Du sollst nicht vergessen, aber lernen zu vergeben. Das gelingt dir meist erst, nachdem du deinen alten Kummer und deine Wut ausreichend betrauert hast, aber dann ist das Loslassen der alten Gefühle wichtig für einen Neustart. Nur auf diese Weise findest du zu innerem Frieden. Nur auf diese Weise öffnest du dein Herz wieder für echtes Mitgefühl, zunächst dir selbst und dann anderen gegenüber. Du öffnest dich wieder für die Liebe. Erst dann tritt echte Heilung der alten Wunden ein.

Wilde Möhre, die Pflanze der Wahrnehmung

Daucus carota

Die Wilde Möhre ist eine Pflanze aus der Familie der Doldenblütler (Apiaceae). Sie schenkt eine schärfere Wahrnehmung und eine nüchterne Sichtweise.

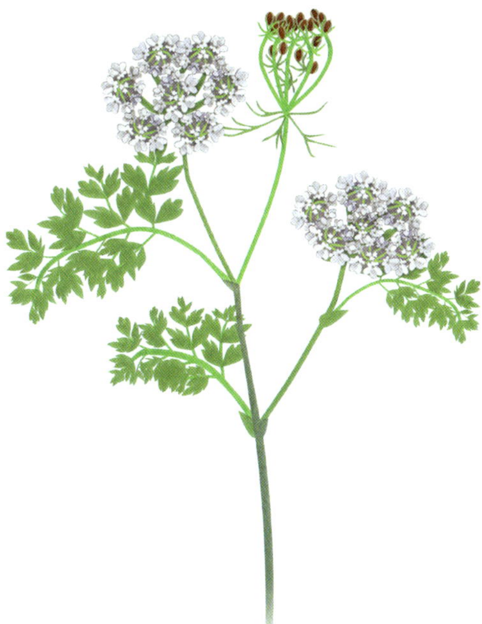

Die Wilde Möhre wächst im Sommer auf jeder Wiese. Sie ist einer der vielen weißen Doldenblütler, der aber unverkennbar durch folgendes Merkmal ist: Die Möhre hat in der Vertiefung der Mitte einen schwarzen Punkt, der sich bei genauer Betrachtung als dunkelrot bis schwarz gefärbte Mittelblüten zu erkennen gibt.

Beschützt in der eigenen Mitte

Wenn im Herbst die Dolde verblüht, stülpt sich der Schirm schützend über die Mitte, sodass die Wilde Möhre aussieht wie ein kleines Vogelnest. In dieser Weise wirkt die Pflanze auch auf uns: Sie zentriert uns und bringt uns wieder in unsere Mitte. Alles Unausgewogene kommt wieder in Balance. Wir können uns besser auf uns selbst konzentrieren und bei uns bleiben. Verführungen durch die Sichtweisen anderer haben wenig Einfluss auf uns und wir können uns gut abgrenzen.

Schärfere Wahrnehmung

Die Wilde Möhre stärkt unsere Konzentration und hilft uns so, das Wesentliche vom Unwesentlichen zu unterscheiden. Wir gewinnen an innerer Klarheit. Wir können die Realität objektiver betrachten, indem wir eine überstarke Emotionalität aus dem Bild herauslassen. Wir betrachten und beurteilen Situationen nicht mehr nur aus unserer einseitigen, subjektiven Perspektive heraus, sondern gewinnen einen umfassenderen Überblick. Dadurch werden wir nüchterner und gelassener. Es ist, was es ist. Ohne Schnörkel und Beschönigungen, ohne Selbstmitleid, einfach in Klarheit erkennen, was ist. Die Wilde Möhre gibt uns eine schärfere Wahrnehmung. Sie hilft, wenn wir uns in irrigen Vorstellungen verfangen haben, die Wahrheit zu erkennen.

ANLEITUNG

YOGAÜBUNG

Im nach unten schauenden Hund einmal die Welt anders herum zu betrachten, ist eine hilfreiche Umkehrhaltung, um sich in Demut zu üben. Stelle sicher, dass du mit Händen und Füßen fest auf dem Boden stehst, also fest verwurzelt bist. Mach deinen Rücken lang und ziehe das Kreuzbein nach unten. Lasse den Nacken frei hängen und spiele mit der Position. Werde dir darüber bewusst, wie wenig wichtig der Kopf in dieser Haltung ist und wie anders sich deine Gedanken entwickeln, wenn du diese Umkehrhaltung eine kleine Weile beibehältst.

Nach der Übung kannst du in einer bequemen Rückenlage nachspüren, ob dein Gedankenfluss sich verändert hat. Imaginiere das Bild der Vogelnest-Möhrenblüte, betrachte innerlich das Innen und das Außen der Blüte. Was kommt zuerst: das Innen oder das Außen? Was ist das wirkende Prinzip? Was wirkt in meinem Leben zuerst und was ist eine Reaktion darauf?

Sich der geistigen Welt öffnen

Die Wilde Möhre schenkt Offenheit für geistige Dinge. Es geht um die Fähigkeit, in der Meditation geistige Zusammenhänge begreifen zu können und zuzulassen, dass ich nicht der Mittelpunkt der Welt bin – nur der meiner eigenen. Sich gleichermaßen für wahr und nicht für zu wichtig zu nehmen, beides sollte in der Balance sein. Die Kunst dabei ist, sich bewusst und kontrolliert zurücknehmen zu können und die kleinlichen Affekte wie Neid, Rivalität oder Im-Mittelpunkt-Stehen-Wollen ab und zu einmal auf die Seite schieben zu können. Denn es geht auch darum, mehr zu begreifen von den größeren Zusammenhängen auf dieser Welt und zu lernen, warum wir hier sind und was wir jetzt tun können. Dazu verhilft uns die Wilde Möhre.

ANLEITUNG

ANDERE PERSPEKTIVEN EINNEHMEN

Wenn du gerade eine Auseinandersetzung mit anderen erlebst, kannst du diese Übung zum Wechsel der Perspektiven ausprobieren. Setze dich auf einen Stuhl an deinem Tisch und formuliere Worte für dein Befinden in dem Konflikt. Wenn du magst, dann schreibe sie in kurzen Sätzen nieder.

Jetzt wechsele auf einen anderen Platz und versetze dich in die Position deines Kontrahenten. Was würde er sagen, wie erlebt er den Konflikt mit dir? Formuliere wiederum einige Kernsätze. Wechsele anschließend wieder den Sitzplatz und nimm die Position der Zuschauer ein. Wie sehen sie euren Konflikt, was sagen sie dazu? Vielleicht gibt es sogar mehrere Positionen, die auf euren Konflikt schauen, schreib sie kurz auf. Dann nimm all deine Zettel und lege sie wie in einer Blütendolde der Wilden Möhre in einen Kreis. Nimm nun einen weiteren Zettel und lege ihn in die Mitte. Was müsste darauf stehen? Wie sieht der Kompromiss aus? Was nähert sich der Wahrheit aller an?

WIE LERNE ICH LOSZULASSEN?

Auf dem Weg der Transformation
einen freien inneren Raum zulassen
und die eigene Stimme finden.

Viele Probleme im Seelenleben entstehen, weil man sich gegen Entwicklung und Veränderung sträubt. Man will das Alte nicht loslassen, da es doch über Jahre gut funktioniert hat. Man will nicht schon wieder neu anfangen. Das kostet zusätzliche Energie, daher bleibt man lieber beim Alten. Aber das Leben geht weiter, Eltern sterben, Kinder werden groß und verlassen das Haus, man kommt ins Rentenalter oder ein Teil der eigenen Gesundheit verabschiedet sich. Obwohl man festhalten will mit aller Kraft, passiert es dann aber doch, dass etwas geht aus dem eigenen Leben. Und wenn dies passiert, fühlt man Trauer und Ohnmacht, ist unsicher, ängstlich oder sogar verzweifelt. Man versucht mit aller Macht, das festzuhalten, was dabei ist, sich für immer zu verabschieden, aber die Kräfte reichen nicht aus. Daher braucht es Geduld und die innere Bereitschaft, durch diese Phase hindurchzugehen. Es kann sein, dass wir uns von alten Freunden und Gewohnheiten verabschieden müssen, sie passen nicht mehr zu uns. Ihre Worte verletzen uns, anstatt uns aufzubauen und zu trösten. Wir erkennen auf einmal, dass uns diese Beziehung nicht mehr reicht und empfinden sie als zu oberflächlich. Auch wenn wir über Jahre zufrieden in bestimmten Beziehungen waren, passen sie heute einfach nicht mehr zu uns. Wir fragen uns, ob wir uns so verändert haben und warum wir auf einmal so kritisch geworden sind. In den Wechseljahren von Mann und Frau verändert sich nicht nur unser Körper, sondern auch unsere Seele hat neue, andere Ansprüche. Es stehen neue Lebensaufgaben an, andere als bisher.

Vielleicht empfindest du manche deiner Beziehungen auf einmal als anstrengend, erträgst sie eventuell kaum mehr. Auf eine andere Weise wirst du selbst stiller, kindlicher und zufriedener mit einfachen Dingen. Du erkennst, dass es weniger gibt, was du wirklich brauchst, das dafür aber umso nötiger. Du kannst innehalten und dich an einem Sonnenaufgang freuen. Früher hattest du dazu nie die Zeit, warst immer beschäftigt. Wenn du loslässt von der Vielfalt deiner selbstgestellten Aufgaben, dann entsteht zunächst Leere und viel freie Zeit. Das kannst du eventuell als sehr beängstigend erleben. Wenn du dich bisher hauptsächlich über deine Tätigkeiten definiert hast, dann kann der Entzug dieser Tätigkeiten dir sehr schwerfallen. Wobei der Unterschied darin liegt, ob dir etwas entzogen worden ist oder ob du aus Einsicht selbstbestimmt auf etwas verzichtet hast. Der Verzicht ist der weisere Umgang mit Veränderung und macht dich am Ende zufriedener.

Erst einmal muss man sich neu sortieren. Der pflegliche Umgang mit sich selbst, schon das regelmäßige Essen, Schlafen und Gut-für-den-Körper-Sorgen ist die Voraussetzung dafür, dass man überhaupt nachdenken kann. Vielleicht hast du ja Interessen, die du bisher immer weggeschoben hast? Vielleicht kannst du etwas anderes ausprobieren? Um die Offenheit und den Mut für etwas Neues im eigenen Leben zu erlangen, braucht es zunächst das Loslassen alter Identifikationen, das Verabschieden alter Selbstbilder und manchmal das Verabschieden von Menschen aus dem eigenen Leben. Diese Entwicklung benötigt vor allem viel Zeit. Zeit, in der ein Spaziergang durch die Natur hilfreich sein kann. Es geht darum, uns von der Natur berühren zu lassen, denn das Betrachten schöner Dinge kann uns mit echter Freude erfüllen. Erst dann, wenn die Seele etwas durchatmen kann, wenn

ANLEITUNG

MEDITATION

Suche dir einen Platz an einem schönen und ruhigen Ort und setz dich aufrecht hin. Schließe deine Augen. Beobachte den Fluss deiner Gedanken und Gefühle. Beobachte, wie schnell sie dich ausfüllen und dich ständig vorantreiben. Nun stelle dir vor, du stündest neben dir, wie ein guter Freund. Schau dir selbst beim Denken und Fühlen zu. Interessiert, aber nicht involviert. Höre und schaue dir einfach nur zu. Sei dein eigener Beobachter. Werte nichts, beurteile nichts, sei nicht verführbar für Meinungen und Stimmungen. Nimm einfach wahr, was alles in kurzer Zeit in deinem Kopf und in deinen Gefühlen passiert. Staune über die Geschwindigkeit und Wechselhaftigkeit, mit der dein Kopf arbeitet. Lass ihn arbeiten, aber steh daneben und beobachte. Nicht mehr und nicht weniger.
Durch diese Übung vergrößert sich deine Fähigkeit, in der Welt draußen auch nur zu beobachten, wach und bereit zu sein, aber nicht sofort ins Handeln zu kommen.

sanfte Traurigkeit uns ausgefüllt hat, entwickeln wir ein Verständnis dafür, dass die Welt auch ohne uns weiterläuft. Wir sind nicht so wichtig, wie wir immer gedacht haben. Dinge können warten. Und du musst nichts sofort entscheiden. Du darfst dir Zeit lassen und dem nachspüren, was du wirklich willst. Auch wenn manches unaufschiebbar erscheint, das meiste davon kann doch warten oder erübrigt sich von allein. Durch das Loslassen der übertriebenen Dringlichkeit kommt mehr Luft in dein Leben. Mehr Raum entsteht und der Rhythmus verlangsamt sich. Deine Aufmerksamkeit wird weniger von äußeren Umständen abgezogen und nach innen bilden sich mehr Antennen aus.

Das merken auch deine nächsten Menschen und sind vielleicht darüber irritiert: »Früher warst du irgendwie anders, spontaner.« Sie merken, dass du weniger leicht von außen beeinflussbar bist und ein eigenes Tempo entwickelst, in dem du agierst und reagierst. Auf einen äußeren Reiz kommt nicht sofort eine Reaktion, manchmal kommt sie zeitverzögert und manchmal kommt gar keine. Da die anderen dich so noch nicht kennen, sind sie verwundert und wollen wissen, was los ist. Jemand, der dich liebt, wird sich für dich freuen, dass es dir allmählich besser geht und du dir Zeit nimmst für deine eigenen Bedürfnisse.

Wir sollten uns darüber freuen, dass wir uns ändern. Es bringt uns mehr in die eigene Tiefe, näher zu den Quellen unserer Regeneration. Wer mutig auf diesem Weg vorangeht, der findet seine eigene, einzigartige Stimme.

Salbei,
die Pflanze der Transformation

Salvia officinalis

Der Salbei ist eine Pflanze
aus der Familie der Lippenblütler (Lamiaceae).
Salbei hilft, aus den Erfahrungen des Lebens
zu lernen und sie zu verinnerlichen.
Wir finden unsere eigene Stimme.

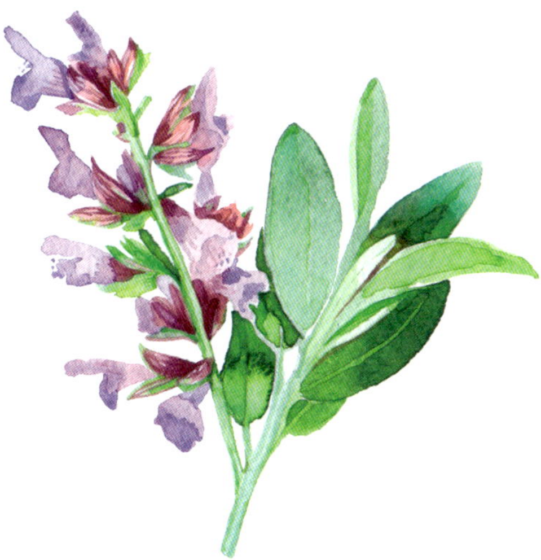

Salbei gehört zu den vier besonderen Mittlerpflanzen, bei denen männliche und weibliche Qualitäten im Gleichgewicht sind. Der weiße Salbei (Salvia apiana) ist den Ureinwohnern Nordamerikas heilig. Seine getrockneten Blätter sind die Grundlage für Räucherzeremonien. Er wirkt reinigend, entzündungshemmend und krampflösend.

Die eigene Stimme finden

Salbei hilft bei Halsschmerzen, körperlich wie seelisch. Wenn wir im übertragenen Sinne seelisch einen dicken Hals bekommen, weil wir wieder etwas Negatives schlucken mussten, dann nimmt Salbei die überschüssige, hitzige Energie weg und entkrampft den Hals. Wir können uns in Ruhe überlegen, ob und vor allem wann wir reagieren wollen. Es ist meist der Ärger, der den Hals eng macht. Wenn man sich in einer Begegnung nicht gehört fühlt, wenn man am liebsten laut schreien möchte vor Ärger, dann kann sich einem der Hals zuschnüren. Jetzt kannst du einen Schritt zurücktreten und dir überlegen, warum der andere dich so wütend macht und warum du ihm so viel Macht über dich gegeben hast. Du kannst versuchen zu verstehen, warum du dich abhängig fühlst. Dann findest du deine Stimme wieder.

Veränderung und Entwicklung zulassen

Auf der seelischen Ebene hilft die sanfte Strenge des Salbeis bei Entwicklungsproblemen, Erschöpfung, Müdigkeit sowie seelisch-geistiger Überanstrengung. Immer wieder erinnert der Salbei uns daran, dass wir auf unserem Weg bleiben sollen, dass wir reifen sollen. Deshalb ist der Salbei eine wichtige Transformationspflanze an unserer Seite, wenn wir uns verändern möchten. Denn ebenso wie er körperlich auf un-

reine Haut wirkt, indem er reinigt und klärt, so löst er auch das Wirrwarr unserer Gedanken und hilft ganz allgemein, Denkprozesse zu strukturieren. Alte und verdrängte Muster kommen an die Oberfläche und können damit angeschaut und wieder gefühlt werden. Dadurch gelingt es uns, sie zu transformieren und aufzulösen. Wir werden wieder aufnahmefähiger und flexibler.
Mit Salbei in der Nase haben wir Lust am Weiterwachsen und bekommen frische Lebenskraft sowie den Zugang zu unserer blockierten Kreativität.

REZEPT

Vielseitiger Salbei

Salbei ist vielseitig in der Küche. Für Salbeinudeln kannst du frische oder getrocknete Blätter mörsern und mit in den Nudelteig geben. Für eine Teekur zur Minderung der Wechseljahrbeschwerden und übermäßigen Schwitzens kannst du vier Wochen lang morgens und abends eine Tasse Salbeitee trinken.
Schon ein Kräutertöpfchen mit Salbei erfreut das Herz jeden Tag. Es genügt, an einem Salbeiblättchen zu riechen oder es zu zerkauen, um unmittelbar mit seinen Kräften in Verbindung zu kommen.

EIN HAUCH VON SALBEI

Ein Hauch von Salbei
streichelt den Mond.
Sanft legt sich der Arm
der Versöhnung um mich.
Wärme durchströmt den Leib
mit jedem Schluck,
den ich genießend
zu mir nehme.
Erst als der Mond
eintauchend in Unendlichkeit
sich mir entzieht,
gibt sich die Nacht.
Und ein Hauch von Salbei
wird bleiben,
bis in den Morgen,
träumend dabei.

Mozimi

Verankerung in der Tiefe der Seele

So weich der Salbei sich anfühlt und so sanft er duftet, so sanft ist er zur Seele. Allerdings werden seine Stiele mit der Zeit holzig und hart, er ist fest verwurzelt und kann im Schnee überwintern. Das bedeutet, dass er auch uns Wurzeln verleihen kann, um uns fest und stabil zu verankern. Beides, die Verankerung sowie das Wachstum sind enorm wichtig in seelischen Transformationsprozessen. Salbei nimmt den Druck raus, sodass wir uns ausgeglichen fühlen.

Bei der Anwendung in der zweiten Lebenshälfte kann der Salbei sanft den Übergang weg von der körperlichen Fruchtbarkeit hin zur seelisch-geistigen Fruchtbarkeit begleiten. Wenn die körperliche Kraft nachlässt und wir uns erschöpft fühlen, bringt er uns Lebenskraft und Freude an der eigenen Entwicklung zurück. Wir müssen immer wieder lernen, Altes loszulassen und Neues zu entwickeln, damit wir uns in der Tiefe unserer Seele verankern können – so wie der Salbei nie aufhört zu wachsen, ständig neue Blätter entwickelt und zum großen Busch wird. Dieser Prozess findet das ganze Leben hindurch statt und er hört erst mit unserem Tod auf.

Ausgeglichenheit und Zuversicht finden

Da der Salbei eine Mittlerpflanze ist, gleicht er auch uns aus. Alles Übertriebene fällt von uns ab, wir kommen in unserer Mitte an. Wer zu aufgedreht und außer sich ist, wird sich mit dem Salbei beruhigen. Aber wer hingegen traurig und niedergeschlagen ist, wird mit seinem frischen Geruch wieder Hoffnung und Zuversicht finden. Er erinnert uns an unsere innere Balance, unsere innere Stärke.

Stinkender Storchschnabel, die Pflanze der Fruchtbarkeit

Geranium robertianum

Der Stinkende Storchschnabel ist eine Pflanze aus der Familie der Storchschnabelgewächse (Geraniaceae). Der Storchschnabel schützt die Seele bei Übergriffen und Schock, er heilt und öffnet uns der Intuition.

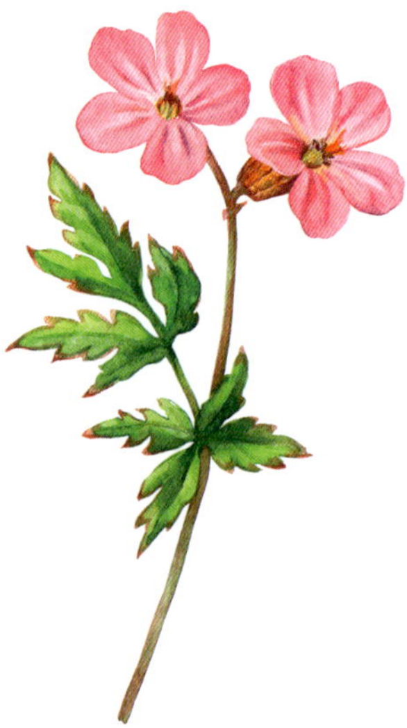

Der Stinkende Storchschnabel, das Ruprechtskraut, ist eine Pflanze, die mit ihren Wurzeln nicht fest im Boden verankert ist. Sie ragen sogar ein Stück weit aus der Erde heraus und halten den Stängel nicht stabil fest. Erst, wenn die unteren Blattstiele absterben, stützen sie sich auf dem Boden auf und verleihen der Pflanze mehr Stabilität.

Unschuld und Reinheit erfahren

Die gesamte Pflanze ist leicht behaart und verströmt einen auffällig stinkenden Duft, deshalb heißt sie auch Stinkender Storchschnabel. Damit schützt sie sich gegen Parasiten. Zugleich aber schützt sie auch uns vor schädigenden und übergriffigen Einflüssen. Sie legt sich wie eine Schutzhaut um unsere Seele. Sie heilt nach Gewalterfahrungen, indem sie die seelische Erschütterung genauso wie alte Kindheitswunden heilen kann. Immer, wenn wir in uns die Nachwirkungen früherer Übergriffe, verletzender oder vernichtender Worte spüren, kann der Storchschnabel dabei helfen, das Alte aufzulösen. Er entgiftet sozusagen die Seele, sodass wir uns wieder rein und unschuldig fühlen.

Wurzeln bilden und Schock überwinden

Der Stinkende Storchschnabel wächst zum Teil über der Erde, weil er nicht ganz fest verankert ist. Im Garten lässt er sich leicht entfernen, aber aus Wurzelresten bildet er sich im nächsten Jahr wieder neu. Seine Wurzeln sind zwar zart, aber er bildet sie dafür sehr schnell aus. Die Pflanze kann uns deshalb dabei helfen, selbst wieder Erdung aufzunehmen, besonders, wenn man einen Schock erlitten hat und sich sozusagen blockiert und wurzellos fühlt. Sie zeigt uns, dass es möglich ist, wieder zu vertrauen.

REZEPT

Tee und Tinktur bei Schock und Trauer

Der Tee wird aus frischen oder getrockneten Blüten und Blättern hergestellt, zwei Tassen davon pro Tag über vier Wochen lang trinken. Wer mag, kann frisches Kraut mit Rotwein übergießen, diesen nach zwei Wochen Ziehzeit abseihen und genießen.
Als Vorrat für Notfalltropfen bei akuten Schockzuständen kannst du zwei Handvoll frisches Kraut mit 100 ml Schnaps übergießen und an einem hellen Ort drei Wochen ziehen lassen, täglich umdrehen. Dann abseihen und in dunkle Fläschchen abfüllen. Davon bei Bedarf einige Tropfen einnehmen, auch mehrfach täglich.

Zärtlichkeit und Mitgefühl zulassen

Der stinkende Geruch dieses Storchschnabels kann dich aufwecken wie ein Riechsalz. Die Betrachtung der filigranen Blüten und Blätter löst seelisch Zärtlichkeit und Mitgefühl für dich selbst aus. Du spürst dann mit allen Sinnen, dass du nicht so schlecht bist, wie du über dich gedacht hast. Du erkennst, dass du diese Meinung über dich von anderen Menschen übernommen und daran geglaubt hast. Mit dieser Erkenntnis kannst du dich distanzieren von den schlechten Worten über dich und sie wieder loslassen. Du darfst dich selbst mit Mitgefühl betrachten und deine innere Zartheit zulassen.

Öffnung für die Intuition und Selbstausdruck finden

Früher war der Stinkende Storchschnabel eine der Heilpflanzen, die bei ungewollter Kinderlosigkeit halfen. Auf der inneren Ebene steht der Storchschnabel auch für den Wunsch nach seelisch-geistiger Fruchtbarkeit. Dafür ist eine gute Verbindung zu unserer Intuition notwendig, sich den Träumen zu öffnen und Erkenntnisse zuzulassen, auch gerade die unangenehmen und negativen Einsichten. Fruchtbar sein bedeutet, unsere Wahrheit kennenzulernen und zu unseren Gefühlen zu stehen ohne Rücksicht darauf, ob sie anderen gefallen oder nicht. Wir wollen unseren Selbstausdruck finden und leben. Der Stinkende Storchschnabel stärkt die Selbstakzeptanz.

Freude am Leben

Mit der roten Blüten- und Stängelfarbe ist der Storchschnabel ein Hingucker und symbolisiert die Lebenskraft. Er wächst oft an schattigen Plätzen, wo nichts anderes gedeiht. Er zieht damit die Blicke auf die unansehnlichen Ecken und verschönert sie. Nimm dir einmal die Zeit, eine solche unansehnliche Ecke näher zu betrachten: Wie filigran wächst der Storchschnabel, wie fein gezeichnet sind seine Blättchen, wie rosafarben die Blüten und manche Stängel und Blätter leuchten sogar in einem schönen Rotton. Seine gesamte Gestalt wirkt leicht und luftig, er hat nichts Schweres an sich. Auf diese Weise vermittelt uns der Stinkende Storchschnabel, dass auch wir die Leichtigkeit und Freude am Leben spüren dürfen – wie Kinder, die spielend das Leben feiern.

WIE HEILEN ALTE WUNDEN?

Sich geerdet und sicher fühlen
und sich lebendig dem Fluss von Spiel, Neugier,
Lust und Liebe hingeben.

Ein wichtiges Lebensthema sind sexuelle Störungen. Darunter fallen häufig Potenzstörungen mit ihren Versagensängsten ebenso wie sexuelle Unlust und Hingabestörungen. Beides kann seine Ursachen in frühen sexuellen Erfahrungen als Kind haben. Wenn ein Kind erstmals seine sexuelle Lust entdeckt, geht das mit Überraschung, Triumph und Heimlichkeit einher. Die Entdeckung, dass es am Körper bestimmte erogene Zonen gibt, aus denen sich Erregung gewinnen lässt, ist ein geheimer Quell der Freude. Wenn ein Kind das für sich allein entdeckt, hat es die Möglichkeit, sich auf das Spiel mit dem Körper und der Lust einzulassen und selbst zu bestimmen, was ihm und wie lange es ihm Spaß macht. Der Lustgewinn aus dem eigenen Körper heraus ist eine der primären Quellen körperlichen Wohlgefühls und der Selbstakzeptanz. Er schenkt einem das Gefühl, sich selbst genug zu sein, es gut mit sich allein aushalten zu können und dabei auch noch Freude zu empfinden.

Menschen, die diese Erfahrungen in ihrer Kindheit machen konnten, haben später im Leben keine Angst vor dem Alleinsein, denn sie wissen, dass es auch beglückend sein kann, allein sein zu dürfen. Sie haben keine Angst zu experimentieren, sich in neuen Feldern auszuprobieren und in Kauf zu nehmen, dass mal etwas scheitert, denn ein anderes Mal wird es gelingen. So erweitert sich ihre Kompetenz, ihre Kreativität und ihre Fähigkeit, Probleme zu lösen. Diese Menschen schaffen es, unabhängig von der Anwesenheit anderer Glück erleben zu können. Sie vertrauen auf die Signale ihres eigenen Körpers, der sowohl Freude als auch Schmerz bereiten kann. Der Körper dieser Menschen hat lebendige Antennen ins Innen und Außen gebildet.

Manchmal jedoch passiert es, dass die Entdeckung der eigenen sexuellen Lust innerhalb eines sozialen Kontexts erfolgt. Das heißt, ein Kind lernt seine Lustquellen über das Angefasstwerden durch andere, zumeist ältere Kinder kennen. So verrät zum Beispiel ein älteres Kind dem jüngeren, was es an seinem Körper zu entdecken gibt und führt dies sogar spielerisch vor. Je nachdem, wie behutsam oder heftig das geschieht und wie überrumpelt sich das zuvor unwissende Kind fühlt, kann es durch diese Erlebnisse tief verwirrt werden. Das Lustbringende und das Überrumpeltwerden verbinden sich zu einem einzigen gemischten Gefühl.

Das ist so ähnlich wie beim Geschmack der ersten Pommes, der einen wahrscheinlich ein ganzes Leben zurück an das Freibad denken lässt. Nur dass bei den ersten sexuellen Erfahrungen dann nicht ein angenehmes Sommergefühl zurückkommt, sondern gemischte Gefühle auftreten, die einerseits körperliches Lustgefühl und andererseits verwirrende und beschämende Gefühle von Unterlegenheit und Abhängigkeit dem Älteren gegenüber auslösen. Diese Gefühlsmischung kann sich je nach Stärke sehr unangenehm und bedrückend an-fühlen.

Zu schambesetzt und peinlich sind diese Erlebnisse, um den Eltern davon zu berichten. Das Kind fühlt sich allein, verwirrt und kann die Erfahrung, die es gemacht hat, nicht vergessen. Trotz der beschämenden Gefühle hat es erotische Lust erlebt, sehnt sich nach einer Wiederholung und schämt sich gleichzeitig dafür. Die Erinnerung ist nun an einen anderen gekoppelt. Wenn man sich dann im Anschluss an solch ein Erlebnis selbst anfasst und einem der eigene Körper dabei Lust beschert, kommen sofort wieder die gemischten Gefühle der zuvor erlebten Situation hoch, leider auch die Gefühle der Ohnmacht. Dadurch wird der eigene Körper als Verräter erlebt. Es fühlt sich an, als ob die Lustzonen des Körpers nicht mehr einem selbst, sondern den Fingern eines anderen gehören. Solche ersten sexuellen Erlebnisse in der Kindheit können zu einer Unterdrückung oder sogar Blockade der eigenen Sexualität führen. Man verbietet sich die Lust sozusagen komplett, um nicht wieder erleben zu müssen, fremdgesteuert zu werden. Der Preis für Autonomie ist somit das Opfern der eigenen sexuellen Lusterfahrungen. Dies geschieht aber unbewusst. Leider wird man damit von einer der wichtigsten Quellen von Freude und Lebensenergie abgeschnitten. Auftauchen werden diese Probleme dann spätestens in einer Beziehung, wenn man die eigene Sexualität nicht entfalten kann und sie sogar als belastend erlebt.

Sollte dies der Fall sein, so muss der Betroffene es zunächst für sich selbst lösen. Um die alten Wunden zu heilen, braucht es Zeit und vielleicht therapeutische Begleitung. Die schmerzhafte Erfahrung der Ohnmacht und des Ausgeliefertseins muss in die Erinnerung zurückgerufen und dann wiederholt angeschaut und betrauert werden, damit der Mensch wieder aus seinen eigenen Lustquellen herausschöpfen kann.

Eine gute Basis für die Entfaltung der eigenen Sexualität ist es, darauf zu achten, sich in anderen Lebensbereichen frei zu entfalten und die eigene, unbefangene Kindlichkeit wiederzuentdecken. Besonders in Kindern lässt sich das Ausmaß der menschlichen Neugier gut beobachten. Sie sind ständig am Entdecken und Erfinden. Erst im Laufe des Erwachsenwerdens scheint sich dieser Trieb abzuschwächen und bei manchen ganz zu verschwinden. Dabei sind es doch gerade diese Neugier und Entdeckerlust, die uns das Gefühl geben, bis ins hohe Alter hinein kindlich und jung im Herzen zu bleiben. Im Flow zu sein, sich von seinen oft selbst gestellten Aufgaben mitreißen zu lassen und dabei ganz die Zeit zu vergessen, ist ein herrliches Gefühl.

Menschen, die stundenlang gärtnerisch, handwerklich oder anderweitig schöpferisch tätig sind, kennen das sehr gut. Sie merken oft gar nicht, wie die Zeit über ihrem Tun vergangen ist und wundern sich, wenn sie auf einmal Rückenschmerzen bekommen.

Lust kann man auch aus der Bewegung, dem Tanz, der Musik, dem Essen, der Entspannung oder dem Kontakt mit Tieren ziehen. Dabei entstehen in den Betroffenen stark belebende Vorstellungen davon, wie es sich anfühlen kann, sich frei dem Strom von Lebendigkeit und Lust hinzugeben. Die meisten Menschen sehnen sich in solchen Momenten zurück in einen Zustand der kindlichen Unschuld: sich selbst dem Leben hingebend öffnen zu dürfen ohne Angst und Hintergedanken, um in einem Fluss von Liebe, Freude und Verspieltheit mitfließen zu können mit der Lebensenergie.

Auf dem Weg zurück aus den Verletzungen kindlicher Ganzheit durch Grenzüberschreitungen und negative Erfahrungen steht uns das Pflanzenreich offen.

Gänseblümchen, die spielerische Unschuld

Bellis perennis

Das Gänseblümchen ist eine Pflanze
aus der Familie der Korbblütler (Asteraceae).
Das Gänseblümchen heilt alte Wunden,
stellt Unschuld wieder her,
bringt Heiterkeit und Freude.

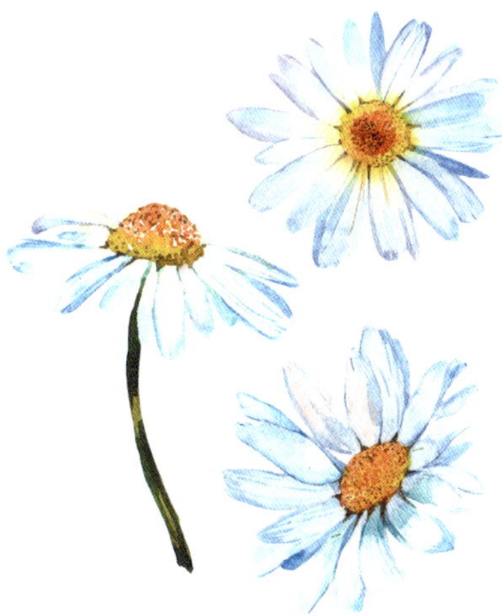

Das Gänseblümchen wird auch die ewig Schöne, das Maßliebchen, die Morgenblume, das Tausendschön, das Sommerröschen, die kleine Arnika genannt. Unser heimisches Gänseblümchen ist ein echter Stimmungsaufheller. Wer schon Glücksgefühle bei der Vorstellung einer mit Gänseblümchen übersäten Wiese bekommt, der weiß, wovon hier die Rede ist. Keine andere Blume erinnert uns so sehr an Kindheit und Sonnenschein. Daher ist naheliegend, dass auch ihre Inhaltsstoffe leicht und optimistisch stimmen.

ANLEITUNG

YOGAÜBUNG

Um den Spaß am kindlichen Spiel wiederzuentdecken, ist der Schustersitz (Baddha Konasana) eine wunderbare Übung. Setze dich aufrecht auf den Boden und lege deine Fußsohlen aneinander. Lasse deine Knie entspannt auseinanderfallen und unterlege sie, wenn sie steif sind, mit einem Kissen auf jeder Seite. Wippe einige Male auf und ab, um deine Hüften zu lockern. Halte deinen Rücken aufrecht. Ziehe nun deine Füße in Richtung Schambein, so nah es geht. Genieße diese Haltung, denn sie sollte nicht schmerzhaft sein. Lege nun einige gepflückte Gänseblümchen in deinen Schoß und wiege die Blümchen hin und her wie eine Mutter ihr Kind. Spüre hinein in deine kindliche Seele. Lass deine innere Freude zu.

Zu Unschuld und Reinheit gelangen

Das Gänseblümchen, unschuldig und rein, kann alte Wunden heilen. Es ist die Lieblingsblume kleiner Kinder, die ja genauso unschuldig sind und sich im freundlichen Gesicht des Gänseblümchens wiedererkennen. Die Blümchen symbolisieren die kindliche Phase vor der Geschlechtsreife. Gänseblümchen sehen immer schön aus, selbst wenn sie verblühen. Man sieht ihnen das Verwelken nicht an, weil sich dabei die weißen Zungenblüten sofort vom Blütenboden ablösen. Der Blütenboden und die verbleibenden grünen Hüllblätter sehen fast unsichtbar aus, weil sie mit der Wiese farblich verschmelzen. So erscheinen Gänseblümchen selbst im verblühten Zustand rein und unversehrt. Das Gänseblümchen verblüht und reift also ohne Verlust an Schönheit, es hinterlässt auch im verblühten Zustand den Eindruck von Unversehrtheit und Unschuld. Darin besteht seine Kraft für uns bei der Heilung von sexuellen Grenzverletzungen, die man entweder in der Kindheit erlitten hat oder später im Leben in Form von sexuellen Gewalterfahrungen erleben musste. Gänseblümchen können helfen, in seelischer Weise die kindliche Unschuld wiederherzustellen.

Anpassung, Ausdauer und Duldsamkeit erreichen

Gänseblümchenpflanzen sind äußerst robust und hart im Nehmen. So entstehen aus einer Pflanze den ganzen Sommer über neue Blüten, selbst wenn viele Menschen darüberlaufen. Wenn der Rasen frisch gemäht worden ist, dauert es meist nur wenige Tage, bis die weißen Blüten des Gänseblümchens wieder zu sehen sind. Diese Pflanze steht einfach immer wieder auf. Sie erfreut uns den ganzen Sommer über mit ihren frischen Blüten. Bei Regen verschließt sie sich und ist gleich wieder beim ersten Sonnenschein offen. Duldsam zeigt sie uns, wie man unter widrigen und sich ändernden Umständen durchhält und sich nicht unterkriegen lässt.

Im reinen Spiel die Unschuld wiedererlangen

Weiterhin hat das Gänseblümchen die Fähigkeit, Menschen mit Angst vor zu starker Sexualkraft, der eigenen wie der des anderen, zu helfen, das richtige Maß herzustellen zwischen männlichen und weiblichen Energien, zwischen Hingabe und Eroberung, zwischen Aus-sich-Herausgehen und In-sich-Aufnehmen. Damit das Feuer der Leidenschaft einen nicht verbrennt, kühlt das Gänseblümchen ab. Wer unter Scheu und Ängstlichkeit vor der für ihn überwältigenden Kraft der Sexualität leidet, profitiert von der kindlichen Neugier des Gänseblümchens, sich seiner Sexualität mehr zu öffnen und spielerisch Neues zu erleben. Kreativ, einfallsreich, humorvoll und witzig zeigt uns das Gänseblümchen, wie wir wieder spielen können. Jedes kleine Kind liebt Wiesen mit Gänseblümchen und so können auch wir uns auf unsere innere Unschuld und das Spielerische wieder einlassen.

Durchblick erlangen

Gänseblümchen können Menschen helfen, die an Verständnisproblemen leiden aufgrund eines gedanklichen Durcheinanders sowie an mangelnder Abgrenzungsfähigkeit. Die Fähigkeit, Wichtiges zu erkennen und anderes auf die Seite zu schieben, wird durch das Gänseblümchen gefördert. Konzentration und Durchblick sowie Zielstrebigkeit bei den eigenen Vorhaben werden ebenso gestärkt.

Huflattich, das Gesehenwerden

Tussilago farfalla

Der Huflattich ist eine Pflanze aus der Familie der Korbblütler (Asteraceae).
Der Huflattich löst alte Kränkungen und Kummer, bringt Mut zur Veränderung und Sonne ins Leben.

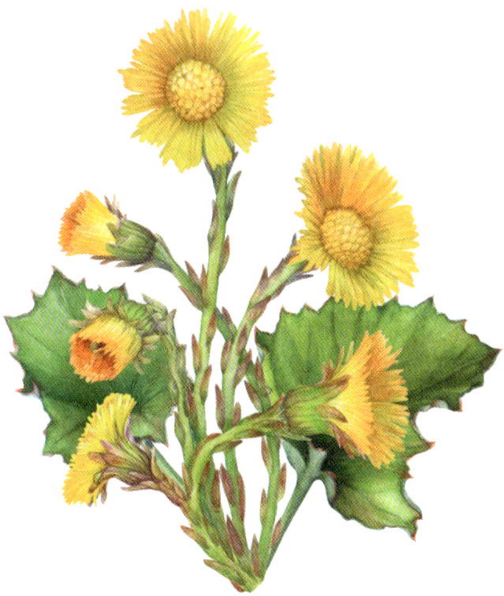

Der Huflattich steht für Wandlung und Entwicklung. Er öffnet im ausgehenden Winter als erster seine strahlenden Blüten, die wie kleine Sonnen leuchten, und blüht in leuchtendem Gelb im Moderbraun des Waldbodens. Später erscheinen große weiche Blätter und die Blüten werden zu kleinen Pusteblumen. Beides, die Blüten und die Blätter helfen uns. Die Blüten lösen unsere Trauer. Sie wirken über die Entschleimung der Lunge, die auch für Trauer steht. Der Huflattich hilft bei Lungenerkrankungen, bei Husten (tussis bedeutet Husten), Erkältung und Asthma. Auf der körperlichen Ebene wirkt er krampflösend, entzündungshemmend, schleimlösend und schweißtreibend. Die frisch gequetschten Blätter helfen geschwollenen Gelenken bei Arthrose, Rheuma sowie bei Verstauchungen und kühlen diese, sodass Schmerzen gelindert werden.

REZEPT

Teekur

Gesammelte Huflattichblüten eine Woche lang an einem kühlen, schattigen Platz trocknen lassen. Danach halten sie bei richtiger Aufbewahrung ein Jahr lang. Als Teekur kannst du dir dreimal täglich eine Tasse Tee aus getrockneten Blüten zubereiten und ihn über drei Wochen trinken.

Gesehen werden und sich selbst sehen

Huflattich hilft bei seelischem Leid, das sich lange schon angesammelt hat und die Lunge krank machen kann. So wie die Blüten mit ihrem leuchtenden Gelb schon von Weitem erkennbar sind, wenn alles darum noch welk und braun aussieht, so geht es beim Huflattich um das Gesehenwerden. Auch der Mensch möchte gesehen und wahrgenommen werden. Ein Husten kann bedeuten, auf sich aufmerksam machen zu wollen. Denn Aufmerksamkeit zu erhalten im Sinne eines: »Da bist du. Ich sehe dich. Ich nehme dich wahr«, ist eine grundlegende emotionale Erfahrung. Wer nicht gesehen und also übersehen wird, lernt nicht, sich selbst wahr und wichtig zu nehmen. Er übersieht zu oft die eigenen Bedürfnisse. Der Kummer darüber wird zwar verdrängt, ist aber keineswegs weg. Wenn du dich wertlos und ungesehen fühlst, dann ist es wichtig, dir die Erlaubnis zu geben, dass es auch einmal um dich selbst gehen darf und die eigenen Bedürfnisse im Vordergrund stehen dürfen. Ab sofort wirst du dich nicht mehr vernachlässigen, sondern dich um dich selbst kümmern. Ab sofort wirst du nicht mehr zulassen, dass du übersehen wirst.

Auflösung alten Kummers

Der alte Kummer darf dir wehtun, aber es ist ein guter Schmerz, ein Wohlschmerz und kein Wehschmerz. Er bringt dir bei, Mitgefühl für dich selbst zu entwickeln. Du wirst nicht mehr zulassen, neu verletzt zu werden. Du wirst zu dir stehen. Die Sonne des Huflattichs ist wie eine gute Mutter für dich. Sie blüht für dich und tut dir gut. Sie beschenkt dich mit der Kraft, alte Muster zu lösen und dich selbst wahr und wichtig zu nehmen. Nur was du löst, verändert sich. Wegzuschauen und Kränkungen nicht wahrhaben zu wollen, führt nur zu umso größerer Trauer. Du darfst dazu stehen, dass du dir nicht von jedem alles gefallen lassen willst. Deshalb ist die Kraft des Huflattichs besonders wichtig bei Veränderungsprozessen.

Aus der Angst in die Freiheit

Huflattich hilft bei Angstzuständen, die aus Überanpassung entstehen. Besonders, wenn jemand es gewohnt war, sich unterzuordnen und die eigene Meinung zu unterschätzen, können viele Ängste entstehen. Zu sich selbst zu stehen und in sich selbst geerdet zu sein wird die meisten Ängste auflösen, denn in der Angst führt unser Kopf ein Eigenleben. Nur, weil wir den Kontakt zu unserem Fühlen verloren haben, geben wir anderen Menschen zu viel Raum und uns selbst zu wenig. Die richtige Balance, um wieder in die eigene Freiheit zu gelangen, schenkt uns der Huflattich. Er gibt uns den Raum, den wir brauchen und mildert unsere Ängste ab. Huflattich zeigt uns, dass alles, was wir wirklich brauchen, bereits in uns vorhanden ist.

ANLEITUNG

INNERES STRAHLEN SICHTBAR MACHEN

Hast du als Kind in der Schule auch einmal ein Bild mit Wachsmalkreiden in zwei Schichten hergestellt? In der ersten Schicht waren helle, bunte Farben und dann wurde eine zweite Schicht darüber gemalt aus schwarzer oder sehr dunkelbrauner Farbe. Danach konnte man mit einem Schaber einzelne Bereiche freikratzen, sodass die hellen, bunten Farben der ersten Schicht durchschienen. Falls du Lust und Material hast, kannst du diese Übung wiederholen und dir dabei vorstellen, dass du dein inneres Strahlen freilegst, all die kleinen Sonnen in deiner Seele. Das ist harte Arbeit und wenn du dich zu wenig anstrengst, dann wird das Bild eher dunkel bleiben.
Beim kreativen Gestalten setzt du dich mit deiner inneren Dunkelheit der unerlösten Gefühle auseinander. Du erlebst das befreiende, glückliche Gefühl, wenn die bunten, hellen Farben strahlen dürfen. Diese Tätigkeit wirkt immer auch nach innen. Du befreist dadurch deine Seele von altem Groll.

WIE LEBE ICH VERBUNDEN UND DANKBAR?

Dankbarkeit ist das stärkste Heilmittel gegen Ängste.

Bei einer Angsterkrankung drehen die Gedanken durch. Man stellt sich das Allerschlimmste vor und findet keinen Ausweg aus diesen Fantasien. Eine der schrecklichsten Vorstellungen ist die, von allen verlassen zu sein und niemanden zu haben, der einem im Ernstfall helfen könnte. Das geht bei einer schweren Angsterkrankung so weit, dass man das Haus nicht mehr verlassen kann und den Partner sehr eng an sich bindet. Man wird wieder unselbständig, wie zuletzt in der Kindheit. Denn das ist es, was man unbewusst sucht: kindliche Abhängigkeit. Zugleich aber ist der Kopf erwachsen und man schämt sich für seine regressiven Wünsche. Das nennt man einen Konflikt.

Menschen mit einer Angsterkrankung haben häufig in der Kindheit eine schädliche Abhängigkeit erlebt, indem sie einerseits stark kontrolliert wurden und sich andererseits niemand wirklich für sie und ihre Bedürfnisse interessiert hat. Sie haben etwas nachzuholen, nämlich ein gutes Elternhaus. Manchen gelingt es in einer guten Partnerschaft mit einem verständnisvollen Menschen, von dem sie sich geliebt und unterstützt fühlen, etwas von dem nachzuholen, was ihnen in der Kindheit gefehlt hat. Diese Menschen erleben, oft das erste Mal in ihrem Leben, Verbundenheit, Liebe, Unterstützung und Verständnis. Die Verbundenheit ist es, die sie trägt. Wenn ein anderer mich ertragen kann, dann kann auch ich selbst mich ertragen. Geteiltes Leid ist halbes Leid, sagt man, und das trifft tatsächlich zu. Die Verbundenheit in Liebe mit einem anderen kann Menschen mit einer schweren Angst wieder aufrichten und ihnen Mut zu sich selbst geben. Wenn aber niemand da ist für mich, wie kann ich dann Verbundenheit erleben? Natürlich gibt es immer noch die Verbundenheit aller Lebewesen, zum Beispiel in der Natur oder auch in einer spirituellen Gemeinschaft. Verbundenheit führt zur Dankbarkeit und ein dankbares Herz kennt keine Angst.

Wie kann ich nun den quälenden Angstfantasien entkommen? Indem ich mich zunächst in meinem Kopf, wie auf einer Art innerer Bühne, traue, den schlimmstmöglichen Gedanken zuzulassen, nämlich meist den, dass ich sterben könnte. Diesen Gedanken vermeiden Angstkranke, aber genau davon sind sie getrieben, von der mehr oder weniger unbewussten Vorstellung zu sterben. Indem ich diesen fürchterlichen Gedanken zulasse, kann ich mir die Frage stellen: »Wenn das passiert, kann ich denn schon von dieser Welt gehen? War mein Leben gut bis jetzt? Schulde ich anderen Menschen noch etwas, ein Dankeschön oder eine ehrliche Kritik? Wenn es heute mit mir vorbei wäre, was täte mir dann leid? Um wen täte es mir leid? Wem möchte ich unbedingt sagen, ich habe dich so geliebt?«

Diese Bilanz wirklich zu ziehen ist hart, aber sie ist von Zeit zu Zeit für uns alle wichtig. Sie ist der Kompass, an dem ich mein Leben ausrichten kann. Bin ich noch auf meinem Weg oder bin ich weit davon abgekommen? Das ist es, was wir von Sterbenden lernen können. Sie müssen diese Bilanz ziehen und es ist ein schwerer Prozess. Aber wenn jemand durch diesen Prozess gegangen ist, dann hat er sich selbst befreit und sein Gesicht strahlt. Wir sehen dann echte Menschlichkeit, die uns tief berührt.

Wie kann ich nun diese Bilanz, ob mein Leben bisher gelungen ist, ziehen? Indem ich mir Zeit dafür nehme, mich mit den prägenden Menschen meines Lebens innerlich auseinanderzusetzen. Ich kann z. B. einen Abschiedsbrief schreiben, selbst an längst verstorbene Eltern. Aufzuschreiben, was gut war und was eben nicht, Tränen zu vergießen, auch Tränen des Zorns, in die Emotionen zu gehen, sich aufwühlen zu lassen, um es endlich zu verabschieden und ein angstfreies Leben zu führen, das ist das Ziel. Ich werde nicht zulassen, dass alte Gefühle von Hass, Zorn und Groll mein Leben in Zukunft bestimmen werden. Wenn ich heute gehen müsste, dann will ich sagen können, es war ein gutes Leben, trotz allem. Und obwohl die Anfänge schwer waren, habe ich etwas daraus gemacht. Ich habe geliebt und wurde geliebt, und das hat alles andere bei Weitem aufgewogen. Ich bin dankbar dafür. Nur das zählt wirklich am Ende. Nur durch diesen Prozess kann jemand sich und seine Angsterkrankung endgültig heilen, nur, wenn er bereit dazu ist, wirklich auf den Grund seines Seins zu gelangen.

Vergissmeinnicht, die Selbstfürsorge

Myosotis

Das Vergissmeinnicht ist eine Pflanze aus der Familie der Raublattgewächse (Boraginaceae). Das Vergissmeinnicht steht für ehrliche und liebevolle Kommunikation, gute Selbstfürsorge und Sehnsucht nach Transzendenz.

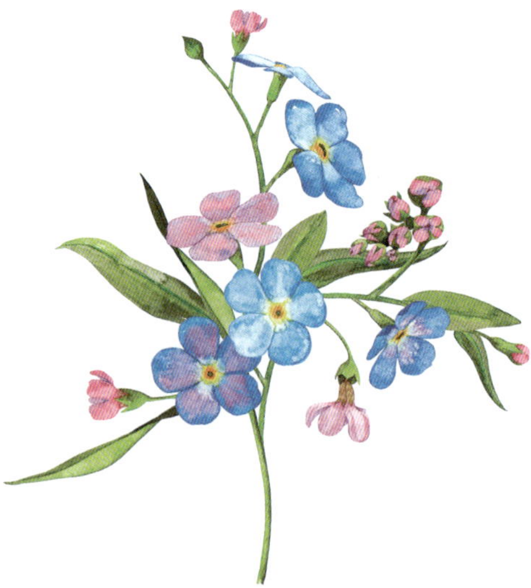

Das Vergissmeinnicht sagt es schon in seinem Namen: Vergiss du mich nicht und vergiss dich selbst nicht!

Sehnsucht nach Transzendenz

Das blaue Himmelsschlüsselchen steht für die zärtliche Erinnerung, dass wir alle in uns einen Kern von Sehnsucht enthalten. Diese Sehnsucht kann nicht materiell gestillt werden. Das, was den Menschen übersteigt, ist das Transzendente. Kein Partner, und sei er der Beste der Welt, kann diese Sehnsucht nach etwas, was uns übersteigt, befriedigen. Die Befriedigung unserer Sehnsucht erfüllt sich letztlich im Zugang zu unserer Spiritualität. Das Blau im Vergissmeinnicht erinnert uns an unsere eigenen spirituellen Wurzeln, zentriert uns und stillt unsere Sehnsucht. Erst wenn wir in uns Stand finden, dann können wir uns auch auf andere Menschen oder den Partner wirklich einlassen. In uns zur Ruhe kommen bedeutet zu begreifen, dass es eine Eigenart des menschlichen Herzens ist, nie ganz zufrieden zu sein. Irgendetwas fehlt immer. Auf irgendetwas warten wir immer, beklagen sein Fehlen oder strengen uns unendlich an, um es vielleicht irgendwann zu erreichen. Es kostet uns sehr viel Mühe, Zeit und Geduld, unsere Sehnsucht auch nur ansatzweise zu befriedigen. Kaum haben wir ein langersehntes Ziel erreicht, beginnt es schon, schal zu werden. Wieder tut sich diese Lücke auf, und wir spüren, es ist nie genug.

Diese Lücke auszuhalten und sich nicht jagen zu lassen auf der Suche nach dem Fehlenden, ist echte Lebenskunst. Es kommt darauf an, mit sich selbst gut in Verbindung zu sein und zu wissen, dass diese Sehnsucht zu mir gehört und sie nicht zu betäuben ist mit Suchtmitteln oder Partnerschaften, die ich suchtmäßig konsumiere. Heiter zu sein, obwohl nicht alles gut läuft, zu warten und offen zu sein, für das, was sich entwickelt, ohne es erzwingen zu wollen.

Sich selbst gute Fürsorge geben

Das Vergissmeinnicht steht für gute Selbstfürsorge. Damit ist das Wissen um die körperlichen Bedürfnisse genauso gemeint wie Auszeiten für die Seele oder Zeiten des Zusammenseins mit anderen. Auf mich und meine Bedürfnisse gut zu achten, für meine innere Mitte zu sorgen, ist die Grundvoraussetzung, um im seelischen Gleichgewicht zu bleiben. Mich immer mal wieder im Tagesverlauf zu fragen, ist es das, was ich gerade will? Oder verspanne ich mich, zwinge mich, vergesse meine Bedürfnisse und rede mir ein, »Das ist nicht so schlimm! Das ziehe ich schnell mal durch!« Wie oft am Tag bin ich abgelenkt, wie gern lasse ich mich ablenken, wie viel Zeit geht dafür verloren? Wenn ich auch nur eine Viertel-

REZEPT

Stärkungstee zum Durchatmen

Die kleinen Blüten kannst du getrocknet mit anderen Kräutern mischen für einen Tee. Auch in einer Duftschale mit Lavendelblüten sehen sie hübsch aus. Schon beim Anschauen erinnern sie uns wieder an gesunde Selbstfürsorge.

stunde meditiere, eine Tasse Tee in Ruhe trinke, Tagebuch schreibe oder einen kleinen Spaziergang mache, dann habe ich viel mehr für mich gewonnen an innerer Kraft und Sammlung, als wenn ich durcharbeite und vieles »erledige«. Es ist eben wichtiger, gesammelt unterwegs zu sein, als noch schnell auf dem Handy etwas nachzuschauen, das kann warten oder es ist auch nicht so wichtig. Es kostet mich viel mehr Energie, wenn ich zulasse, mich ständig zu verzetteln. Um mich selbst kann nur ich mich kümmern, das nimmt mir niemand ab.

Zeit nehmen für Freunde und Gespräche

Wenn ich in meiner Mitte bin, dann habe ich die Kraft, anderen etwas zu geben, genauso wie etwas von ihnen zu empfangen. Zeit dafür zu haben ist das Wichtigste. Zeit für mich zu nehmen und Zeit für meine Freunde und meine Lieben. Mit ihnen ein gutes Gespräch zu führen, kann mich tagelang nähren, davon zehre ich in Stresszeiten. Das Vergissmeinnicht erinnert uns an eine gute und liebevolle Kommunikation, so wie die vielen Blüten beieinanderstehen und ein schönes Ganzes ergeben. Kommunikation mit den anderen, aber auch mit mir selbst. Das bedeutet, ehrlich zu sein und dem anderen vielleicht etwas für ihn Unangenehmes zu sagen, wenn ich es so fühle. Mich authentisch mitteilen und mich nicht dem anderen und seinen Wünschen zu sehr anzupassen. Ich darf ausdrücken, was mich stört, gerne in angemessenen und freundlichen Worten, so wie ich es selbst von anderen hören möchte. Wie ich mich fühle ist wichtig, das darf ich auch sagen.

Es ist allein meine Aufgabe herauszufinden, was mir wichtig ist, und das anderen auch zu sagen. Liebevoll auf sich achtzu-

ANLEITUNG

MEDITATION ZUM THEMA TOD

Betrachte ein Vergissmeinnicht und tauche in sein Blau ein. Sitze aufrecht und entspannt, schließe dann deine Augen und komme langsam zur Ruhe. Wenn du soweit bist, stelle dir vor, du hättest nur noch ein Jahr zu leben. Was ist dir wichtig? Wo bist du und mit wem? Was fühlst du? Nimm dir Zeit, dir und deinen Gedanken und Gefühlen nachzuspüren. Stelle dir nun vor, du hättest nur noch ein halbes Jahr zu leben und wiederhole dieselben Fragen: Wo bist du? Wer bist du? Mit wem? Und was ist dir wichtig? Wiederhole die Übung mit einem Monat, einer Woche, einem Tag, einer Stunde, fünf Minuten. Lass dir genügend Zeit für jeden Abschnitt.

Jetzt stelle dir vor, du seist vor fünf Minuten gestorben. Wo bist du, wer bist du, was ist dir wichtig, wen siehst du? Wiederhole dieselben Fragen mit einer Stunde, einem Tag, einer Woche, einem Monat und einem Jahr. Wenn du magst, kannst du dir zehn Jahre nach deinem Tod vorstellen, wo bist du, wer bist du, was ist dir wichtig? Sogar 50 oder 100 Jahre darfst du dir vorstellen …

Komme dann langsam zurück in deine Gegenwart und spüre nach, ob sich etwas in dir bewegt hat, ob du eine wichtige Erfahrung machen durftest.

geben, sich nicht für wichtiger nehmen als die anderen, aber eben auch nicht für unwichtiger. An ehrliche, liebevolle Kommunikation im Gleichgewicht mit meinem Umfeld erinnert uns das Vergissmeinnicht.

Spirituelle Verbundenheit über den Tod hinaus

Wenn jemand gestorben ist, den ich geliebt habe, dann fühle ich mich verloren. Es sei denn, ich verstehe, was dieser Mensch für mich bedeutet hat und was die Essenz dieser Beziehung war. Nur dann verstehe ich wirklich, dass die Liebe niemals stirbt und mir diese Beziehung immer wichtig sein wird. Ich fühle mich dem anderen spirituell verbunden. Etwas in mir bleibt von ihm erhalten und ich lebe und liebe es weiter. Ich trage den anderen in meinem Herzen. An diese Verbundenheit erinnert uns das Vergissmeinnicht.

Ringelblume, der heilende Rückzug

Calendula officinalis

Die Ringelblume ist eine Pflanze aus der Familie der Korbblütler (Asteraceae). Die Ringelblume schützt, gibt Kraft für den Rückzug auf sich selbst und heilt mit Leichtigkeit.

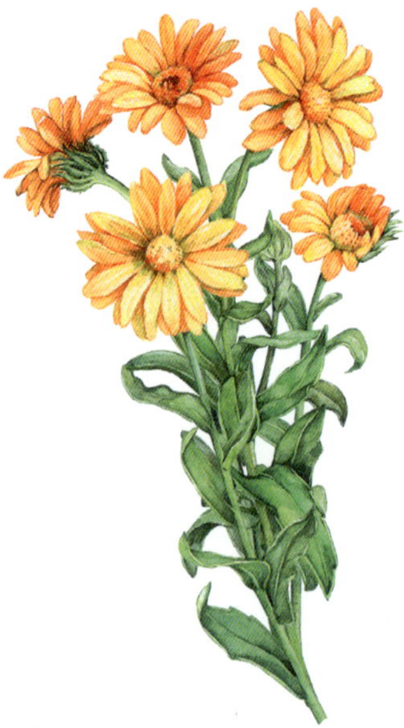

Die Ringelblume ist eine der beliebtesten Heilerinnen. Wer kennt nicht die Ringelblumensalbe, die verletzte Haut zu heilen vermag? Sie bildet einen Schutz auf der Haut, sodass die darunterliegende Verletzung zu heilen beginnt.

Rückbesinnung auf sich selbst

Alles heilt von innen nach außen, wenn es einen äußeren Schutz gibt. In unserer Seele ist es ebenso. Wenn im Außen, in unserem hektischen Alltag, Ruhe einkehrt, können die Heilungsprozesse im Inneren stattfinden. Unsere Aufgabe ist es, für die nötige äußere Ruhe zu sorgen. Hierbei hilft uns die Ringelblume. Bei der Ringelblume bildet die Blüte nur im Außen, in den Zungenblüten, ihre fruchtbaren Samen, die Röhrenblüten im Inneren sind unfruchtbar. Bei der Samenbildung wachsen die Samen von außen nach innen zur Mitte, sie ringeln sich zurück. So kann der Blüte- und Reifeprozess als ein vollständiger Kreis betrachtet werden. Zunächst von innen nach außen blüht die Blüte und dann reifen die Samen wieder zur Mitte zurück. Die Kreise schließen sich. So wie die Ringelblume sich ringelt, wenn sie reift, rundet und zu einem Kreis bildet, so sollen wir den Kreis schließen, in dem wir heilen können. Die Rückbesinnung auf uns selbst ist von Zeit zu Zeit notwendig und sinnvoll.

Einsichten reifen im Inneren

Die Ringelblume schließt einfach ihre Blüten, wenn schlechtes Wetter kommt. Das dürfen wir auch, wir dürfen uns vor schlechten Einflüssen verschließen. Sich für einige Zeit mal wieder auf sich selbst zu konzentrieren tut gut und sammelt wieder Kräfte. Nach diesem Bild können wir auch das Seelenleben verstehen. Wir gehen aus uns heraus und machen

REZEPT

Ringelblumenzucker

Ungefähr 30 g Ringelblumen-Blütenblätter abzupfen und mit 300 g Zucker mischen. Auf einem Backblech verteilen und bei sehr schwacher Hitze im Backofen trocknen, dazwischen immer wieder umschichten. Mit diesem orange gefärbten Zucker lassen sich Puddings, andere Süßspeisen oder Kuchen zubereiten. Aus den frischen oder getrockneten Blüten von Ringelblumen kannst du Tee kochen und täglich morgens und abends davon trinken.

Erfahrungen, diese müssen wir durch Einsicht und Verarbeitung wieder zurück auf uns selbst beziehen. Wenn wir Erfahrungen nicht nur machen wollen, sondern wirklich aus ihnen lernen wollen, dann sind Zeiten des stillen Betrachtens und des In-sich-Gehens notwendig. Auf diese Weise können Einsichten reifen und uns zu Entscheidungen befähigen. Die Ringelblume schenkt uns die Kraft für den Rückzug und das damit verbundene gute Gewissen, sich eine Weile lang gegen äußere Einflüsse abschließen zu dürfen.

Heiterkeit im Spielerischen finden

Innerlich kühlt die Ringelblume das erhitzte Gemüt, erregte Gefühle werden beruhigt und besänftigt. So lässt sich leichter nachdenken, als wenn man vor Kränkung und Empörung noch zürnt und kocht. Heiße Gefühle wie z. B. Wut verleiten zum unbedachten Handeln. Gute Gedanken kommen einem eher, wenn man spielerisch über etwas nachdenkt. Die Ringelblume kühlt uns deutlich ab, alles an ihr wirkt saftig und weich. So weich sollen wir in unseren Gedanken auch wieder werden, alles Verhärtete loslassen. Die leuchtend orangene Farbe der Pflanze stimmt uns froh und heiter, sie verführt sogar zum kindlichen Spiel. Diese Farbe nimmt die Schwere, die Hoffnungslosigkeit hinweg und tröstet uns, sie macht uns mutig und sogar ein wenig abenteuerlustig.

Leben in Überfülle und Freigiebigkeit

Dass sie so in Überfülle blüht und täglich über den ganzen Sommer hinweg neue Blütenköpfchen entwickelt, zeigt uns, dass das Leben immer wieder weitergeht, jeden Tag neu entdeckt und gelebt werden kann. Die Ringelblume kennt scheinbar keinen Geiz und keine Zurückhaltung. Selbst wenn man einige Blüten pflückt, dann werden schon über Nacht wieder neue Blüten gebildet, die Pflanze schenkt sich freiwillig her. Diese Überfülle hält das Leben auch für uns bereit, wir müssen uns nur die Mühe machen, uns zu bücken und die Möglichkeiten zu pflücken. Diese Erfahrung lässt uns auch anderen gegenüber freigiebiger und großzügiger werden.

WAS GEBE ICH WEITER?

Beziehungen wachsen erst
durch regelmäßige Zeit füreinander in die Tiefe.

Es gibt viele Bücher und Beziehungsratgeber mit zahllosen Empfehlungen für einen besseren Umgang mit dem Partner. Obwohl sich darunter viele gute Ideen und Ratschläge finden, schaffen es die wenigsten Menschen, etwas davon auf Dauer umzusetzen. Das liegt weniger am Inhalt der Ratgeber und auch nicht am fehlenden Verständnis oder an mangelnder Einsicht, sondern daran, dass wir uns nicht die Zeit nehmen, diese Empfehlungen und Ideen umzusetzen. Um unsere Beziehung zu verbessern, sollten wir uns fragen, ob es zuerst ein Problem mangelnder Zeit sein könnte. Um es zu ändern, könnten wir beginnen, regelmäßige gemeinsame Zeiten zu schaffen, damit sich neue Gewohnheiten entwickeln können. Lieber nur kleine Schritte zu gehen, dafür aber über einen längeren Zeitraum, bringt uns auf Dauer besser voran. Alle guten Dinge wollen regelmäßig geübt werden. Dabei reichen kleine Zeiteinheiten.

In Fragen einer guten Beziehung sind regelmäßige Zeiten des Austauschs notwendig und sinnvoll. Dafür muss ich mir Zeit nehmen. Ich ersticke jeglichen Anflug einer echten, tiefen Begegnung mit der Frage: »Ist sonst noch was?«. Zeit füreinander ist das, was sich Paare leider viel zu wenig nehmen. Damit sind weniger einmalige Events, Urlaube oder Hobbys gemeint, sondern Zeiträume, in denen echte Begegnung mit dem Partner stattfinden kann. »Mäßig, aber regelmäßig«, ist ein guter Grundsatz für die Frequenz solcher Zeiträume. Wenn ich mich nach einer tiefen Beziehung in meinem Leben sehne, danach, verstanden und geliebt zu werden, dann muss ich zulassen, dass die Begegnung mit diesem Menschen mich in meiner Tiefe aufrütteln darf. Und dies geschieht nicht so nebenbei, en passant sozusagen, wenn man sich gerade mal gemeinsam über den Alltag unterhält.

Es geht also darum, sich wirklich Zeit zu nehmen. Und zwar nicht einfach die freie Zeit, die am Ende des Tages übrig bleibt. Sondern echte, bewusst investierte Zeit, die ich vorher einplane so wie meine sonstigen Aktivitäten auch. Nur so entsteht ein geschützter Rahmen für den Austausch. Ein regelmäßiges, fest eingeplantes Zeitfenster hat erhebliche Vorteile für meine Beziehung. Immer, wenn gerade etwas schwierig mitzuteilen ist, kann ich mir denken: »Wie schön! Morgen haben wir unsere gemeinsame Paarzeit. Da werde ich es ansprechen.« Das nimmt den Druck aus der momentanen Situation, besonders wenn die Gefühle mit mir oder meinem Gegenüber durchgehen. Bis morgen haben sie sich beruhigt und können in einem geschützten Rahmen geäußert werden.

Der Rahmen könnte zunächst einmal in der verbindlichen Abmachung bestehen, z. B. ab heute zehn Mal einen festen, zeitlich abgestimmten und begrenzten Termin von 1,5 Stunden miteinander wahrzunehmen. Euer Gespräch kann entweder im Sitzen oder bei einem Waldspaziergang stattfinden. In Bezug auf die Inhalte und Themen ist alles möglich, das bestimmt ihr beide. Es geht darum, dich und deine Gefühle dem anderen mitzuteilen. Es geht nicht darum, sich gegenseitige Vorwürfe zu machen. Du bleibst bei dir und deinen Gefühlen.

Wenn du schweigen oder weinen möchtest, dann ist auch das eine authentische, ehrliche Mitteilung. Bestimmt die Hälfte der Zeit hörst du dem anderen zu, unterbrichst ihn nicht und stellst höchstens Verständnisfragen. So lernt jeder, in sich zu schauen und zu formulieren, was ihn bewegt. Ebenso wichtig ist es, dem anderen zuhören zu können, ohne ihn zu unterbrechen. Natürlich werden sich größere Probleme im Miteinander nicht sofort nach einem Gespräch auflösen, aber sie überhaupt einmal zu benennen, ist schon ein guter Anfang.

Falls es erhebliche Partnerschaftskonflikte gibt, darfst du nicht unterschätzen, dass in jedem Menschen ein »innerer Schweinehund« wohnt, der nie Lust auf Veränderung hat und der gerade jetzt und hier nicht über bestimmte Dinge sprechen will. Das nennt man Widerstand. Jeder Mensch hat einen solchen inneren Widerstand. Der Schweinehund bewacht unsere innersten, verletzlichen Gefühle, er hat eine Wachfunktion. Man kann ihn zwar einmal austricksen, aber das nimmt er übel und wird beim nächsten Versuch umso wehrhafter sein. Aber man kann ihn vorsichtig ein wenig zähmen. Das gelingt, wenn wir uns wirklich an unsere einmal getroffene Abmachung mit dem Partner halten und den Termin zur bewussten Begegnung und Aussprache nicht ausfallen lassen, wenn wir gerade keine Lust dazu haben. Es macht auch nichts, wenn dann beide bei der Aussprache erst einmal schweigen. Aber 1,5 Stunden zu schweigen, hat noch niemand durchgehalten. Das heißt, wenn etwas unter der Oberfläche brodelt, dann wird es sowieso hochkommen. Zuallererst musst du deine Gefühle ernst nehmen und versuchen, diese in Worte zu fassen. Schon durch das Aussprechen deiner Gefühle löst sich ein Stau in dir, Verbitterung und Groll dürfen wieder weich werden und dich verlassen.

Enttäuschung über das Verhalten des anderen kann ja auch bedeuten, dass du dich ge-täuscht hast in ihm. Du wolltest so gern glauben, dass er sich verhält, wie du es dir gewünscht hast, und du wolltest die Anzeichen nicht wahrhaben, dass es nicht so ist. Dann ist eben Ent-Täuschung nötig, also das Ende der Täuschung, auch wenn es schmerzt.

Beziehungen gedeihen wie die Pflanzen: Sie wachsen besser, wenn man sie regelmäßig gießt. Zuhören können und Zeit haben, bevor die Beziehung erkrankt – einfach weil Liebe und Zuwendung etwas sind, das wir alle regelmäßig brauchen wie die Luft zum Atmen. Wenn du es schaffst, deine grundlegende Beziehung besser wertzuschätzen durch regelmäßige Aufmerksamkeit, dann wird sich allmählich auch in deinen anderen Beziehungen etwas verändern. Zeit füreinander wird dir wichtiger und Unwichtiges wird sich aus deinem Leben verabschieden. Damit gibst du dem anderen etwas von dir, nämlich deine Zeit, du verschenkst Zeit.

Goldrute, das Füreinander-da-Sein

Solidago

*Die Goldrute ist eine Pflanze
aus der Familie der Korbblütler (Asteraceae).
Die Goldrute hilft beim Entgiften
von seelischen Problemen,
verbindet mit anderen und stärkt.*

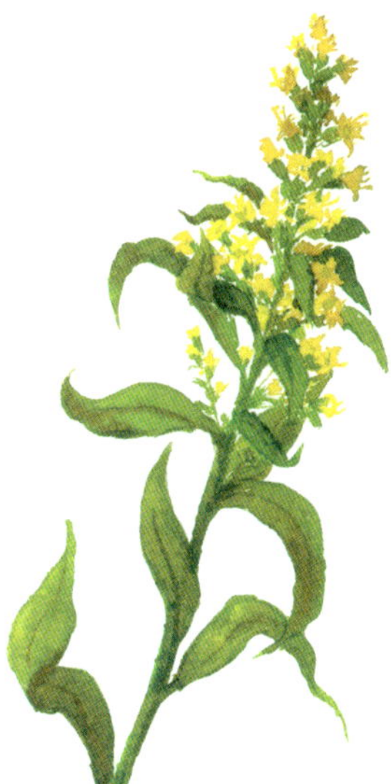

Die Goldrute ist eine Pflanze der Verbindung zu anderen. Sie besteht aus vielen kleinen Einzelblüten, die beim genauen Betrachten zum Teil unvollständig erscheinen. Es sieht aus, als fehlten den kleinen Blüten einzelne äußere Blütenblätter. Im Gesamtbild fällt das aber nicht auf, denn durch das Zusammenstehen der vielen gelben kleinen Blütenköpfe ergibt sich ein harmonisches Ganzes.

Perfektion durch harmonische Ergänzung

Diese Pflanze ist wie das Spiegelbild einer menschlichen Gemeinschaft. Da ist auch nichts makellos, keiner ist in sich ganz und perfekt. Aber im Miteinander und in der Gemeinschaft ergibt sich ein schönes Ganzes. Die Goldrute weist uns auf unsere Abhängigkeit von anderen Menschen hin. Darauf, dass wir als Einzelne nie Perfektion erreichen. Es geht ums Geben und Nehmen, um das Füreinander-da-Sein, und darum, sich harmonisch zu ergänzen. So wie in einer Familie jeder seinen Platz hat und im besten Fall der eine die Defizite des anderen ausgleicht. Die Goldrute kann anregen, einander Trost zu spenden, untereinander zu teilen und einander zu helfen. In der Not wächst eine Gemeinschaft über sich hinaus und erreicht Dinge, die sie sich vorher nicht hätte träumen lassen.

Geschenke von anderen annehmen

Das Verknüpfen von Verbindungen setzt enorme Energien frei. Wer im sozialen Miteinander seine Schwierigkeiten hat, lernt mit Hilfe der Goldrute, Menschen angemessen an sich heranzulassen. Es macht eben glücklich anzunehmen, was andere dir entgegenbringen an Lob, Dank und Anerkennung. Es macht beide Seiten glücklich, den Gebenden und dich. Es sind Geschenke des Lebens, die dir helfen, auch in schweren Zeiten deinen Weg weiterzugehen. Zeiten der Einsamkeit überstehen zu können, weil es Menschen gibt, die an dich glauben, macht dich stärker. Wir leben alle vom Geben und Nehmen, die Balance ist wichtig. Nur zu geben belastet meine gute Beziehung zu anderen, denn niemand möchte nur nehmen. Nur zu nehmen belastet sie ebenfalls, niemand möchte sich nur ausgenutzt fühlen. Und immer aufzurechnen, wer dran ist mit Geben, ist deshalb schwierig, weil es die Beziehung reduziert und den höheren Sinn des Schenkens z. B. von Zeit außer Acht lässt. Die Goldrute fördert das innige Miteinander in sozialen Beziehungen.

Sich reinigen von Altlasten

Die Energie der Goldrute ist das Entgiften, sie ist eine Nierenpflanze. Sie heilt Nieren- und Blasenleiden und wirkt harntreibend. Auf der seelischen Ebene bedeutet dieses Si-

REZEPT

Goldrutentee

Tee aus der getrockneten Pflanze (Blüten und Blätter) herstellen und drei Wochen lang trinken. Bedenkenlos kannst du die jungen Triebe auch beim Spazierengehen pflücken und naschen, sie sind in allen Teilen ungiftig.

chentgiften durch die Goldrute, sich von giftigen seelischen Problemen zu lösen und wertvolle Einsichten herauszufiltern. So arbeitet die Niere, sie entgiftet und baut aus dem Rest das Blut wieder auf. Blut steht für Lebensenergie. Das bedeutet, der notwendige Filterprozess baut neue Energien auf, man kommt aus dem Antriebsmangel und der Erschöpfung heraus. Mit Hilfe der Energie der Goldrute kann ein jeder Altes und Aufgeschobenes endlich angehen und durcharbeiten, um es loslassen zu können. Durch das Loslassen giftiger Beziehungen und das Vertiefen wichtiger Beziehungen kommt man wieder in Schwung und erlebt eine deutliche Energiezufuhr. Die eigene Beziehungsfähigkeit wird gestärkt und ein tieferes Sich-aufeinander-Einlassen wird möglich.

Himbeere, die Pflanze der Lebenslust

Rubus idaeus

Die Himbeere ist eine Pflanze
aus der Familie der Rosengewächse (Rosaceae).
Himbeere steht für Sinnlichkeit,
Sanftheit, Lebenslust und weibliche Energie.

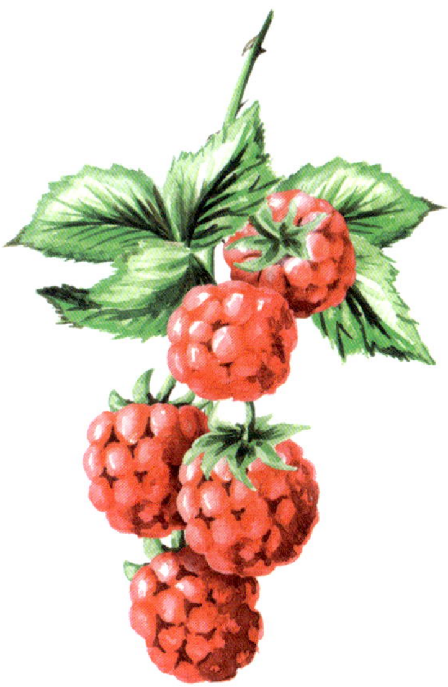

Himbeeren gehören botanisch zu den Rosengewächsen. Die dunkelroten Früchte sind keine Beeren, sondern Sammelsteinfrüchte. Das bedeutet, dass sie aus vielen einzelnen kleinen Früchten zusammengesetzt sind. Sie ist saftig und sehr aromatisch. Die zart rosarote Farbe wirkt verlockend und appetitanregend.

Lebenslust in der ganzen Fülle erfahren

Die Himbeere ist eine stark die Lebenslust fördernde Pflanze. Aufgrund der Aktivierung von Serotonin machen Himbeeren uns glücklich und helfen deshalb gut gegen Depressionen. Das Herz wird leichter und optimistischer und die Seele wird wie mit einem Schutzmantel umhüllt. Dass das Leben auch angenehm, süß und saftig sein kann, tut besonders Menschen gut, die einen inneren Winter erleben. Es ist die Fülle der vielen kleinen zusammengesetzten Einzelfrüchte, die das Ganze so belebend und reich macht. Wer nur Entbehrung kennt, den überrascht die Himbeere mit dem Prinzip der Fülle. Wer sich nichts gönnen kann, wer nicht genießen kann, der wird ungenießbar. Die Himbeere in ihrer saftigen Fülle kann uns das rechte Genießen lehren.

Angenehmer Lebensreiz

Die angenehm milde Säure in den fruchtigen Beeren reizt den Gaumen und wirkt wie ein Weckruf. Wer sich zu viel Süßes gönnt, dem tut Himbeere sogar gut, weil er lernen muss, sich zu überwinden, um die Säurenote zu essen. So gibt es Menschen, die sich zu sehr verwöhnen und vielleicht auch zu viel naschen. Himbeere ist eine gute Alternative für den Umstieg. Das bedeutet auf der seelischen Ebene, dass man sich im Alltag durchaus angemessene Reize setzen sollte, sich weder überlasten noch unterfordern sollte. An kleinen und regelmäßigen Herausforderungen kann man wachsen, und wenn man mit etwas Neuem beginnt, dann genügen zunächst kleine Schritte. Es gilt, lieber mit kleinen Schritten langanhaltend bei einer neuen Sache dranzubleiben, als nach einem einmaligen Aufschwung nichts mehr zu tun.

Lust an der Sexualität entfachen

Himbeere wirkt allgemein lustfördernd. Auf unsere Sinnlichkeit wirkt sie belebend wie ein neuer Frühling. Sie macht wieder Lust auf den Partner und auf Erotik. Besonders wenn Aufmerksamkeit, Fürsorge und Zuwendung eine Zeitlang zu kurz gekommen sind, ist die Nascherei zu zweit ein frischer Impulsgeber. Auf den Körper hat die Himbeere entspannende Wirkung.

Auf der seelischen Ebene fördert die Himbeere unsere Sinnlichkeit. Wer die eigenen erotischen Gefühle entdecken

REZEPT

Himbeersmoothie

Ein Päckchen Himbeeren sollte bei dir immer in der Tiefkühltruhe vorhanden sein als seelischer Notfallvorrat. Mit Sojamilch, Ahornsirup und etwas Vanille kannst du jederzeit schnell einen leckeren Smoothie herstellen.

möchte, dem macht die Himbeere Appetit, sie ermutigt die Neugier und das Spielerische sowie die Lust, sich auf den Körper einzulassen. Denn nur, wer sich selbst mit seiner Sinnlichkeit auskennt, kann sich auf einen Partner körperlich einlassen, sodass es für beide ein Genuss wird. Vielleicht können wir auch etwas ausprobieren und eine Atmosphäre herstellen, in der wir uns wohlfühlen. Indem wir Ungewohntes probieren, wagen wir uns tiefer in unsere Sinnlichkeit vor. Meist ist es doch gerade die Erfahrung, unsere Fantasien einmal auszusprechen und Neues auszuprobieren, die unsere Erotik belebt und dadurch zu einem Kraftquell für den Alltag werden lässt.

Sanftheit und nährendes Mitgefühl

Die Himbeere ermuntert uns, Sanftheit und Zärtlichkeit zuzulassen und keine Angst vor dem Körperlichen zu haben. Trost nicht nur mit Worten, sondern auch mit einer Umarmung zu spenden, ist etwas zutiefst Menschliches. Mitgefühl mit anderen können wir auch durch eine körperliche Geste zeigen. Dem anderen eine zärtliche Massage zukommen zu lassen, ihm den Rücken zu kraulen oder die Hand zu halten, sind Gesten des Interesses und der Liebe, die wir für den anderen haben. Wir sind nicht nur Seele und Geist, sondern haben auch einen Körper. Man sieht jemandem an, ob er sanft mit sich umgeht. Diesem Menschen trauen wir zu, auch mit uns sanft umzugehen.

ANLEITUNG

GESTALTE DEINEN RAUM LUSTVOLL

Suche dir einen Bereich in deiner Wohnung, in dem du ab heute für Sinnlichkeit und Lust sorgen willst. Es kann ein einziges kleines Regal sein oder eine andere Ecke. Beginne sie zu verschönern mit allem, was gerade deine Sinne anspricht. Das können Blumen sein, eine Kerze, ein Seidenschal, ein dekorativer Gegenstand, ein Buchcover oder ein Bild. Gestalte diese Ecke so, dass dein Blick immer wieder darauf fällt, wenn du den Raum betrittst. Diese Ecke soll nur dir gehören und muss niemand anderem gefallen. Fühl dich frei in der Gestaltung und ändere sie immer wieder einmal. Dann stelle ein Foto von dir dazu, das dir sehr gut gefällt und den Menschen zeigt, der du immer sein möchtest. Genieße den lustvollen Anblick dieses Raumes für dich!

WIE BEGEGNE ICH HERAUS-FORDERUNGEN?

Das wahre Nichttun ist der Anfang eines selbstbestimmten Lebens.

Es liegt eine innere Schwerkraft und Bequemlichkeit in uns. Aber das Leben selbst lässt uns nicht in Ruhe. Wer kennt sie nicht, die Klage: »Schon wieder ist etwas passiert! Immer ist irgendwas. Wenn ich doch nur mal meine Ruhe hätte!« Der Wunsch nach Ruhe ist zwar verständlich, aber es gehört nun mal zum Prinzip des Lebens, dass immer irgendetwas passiert. Die Frage ist also eher, warum wir den Herausforderungen nicht mit mehr Freude begegnen? Sie sind Chancen, damit wir persönlich wachsen und uns entfalten können, uns zu neuen Ufern wagen und uns verändern können. Ohne die Zumutungen des Lebens würden wir es freiwillig nie auf uns nehmen, uns infrage zu stellen, geschweige denn versuchen, uns zu verändern. Herausforderungen können als Chance begriffen werden, eigene Ziele zu überdenken und sich neu zu ordnen. So wie Krankheiten auch Herausforderungen sind, unsere Lebensführung zu überdenken. Etwas ist aus der Balance gefallen und wir werden aufgefordert, Vereinseitigungen und Überforderungen zu identifizieren und zu modifizieren.

Dem übertriebenen Prinzip Leistung sind viele Menschen schon in ihrer Kindheit begegnet: »Nur wenn du tust, was ich sage, bist du ein gutes, wertvolles und geliebtes Kind. Du hast nichts selbst zu wollen, sondern zu tun, was ich sage«, hieß es dann so oder ähnlich. Der Selbstwert definierte sich ganz über das Schaffen, Leisten und Pflichtenerfüllen. Ein gesunder Selbstwert hingegen wäre aus dem Gefühl erwachsen, dass man so, wie man ist, geliebt und anerkannt wird. Leider bleiben die falsch gelernten Gewohnheiten im späteren Leben bestehen und obwohl man darüber jammert, zu viel zu tun zu haben, hat man dennoch Angst vor der Leere, die sich einstellt, wenn man aufhören würde, ständig beschäftigt zu sein. Dann kommen Gedanken, Zweifel und unangenehme Gefühle auf. Deshalb lenkt man sich lieber ab und arbeitet rastlos weiter. Dabei wäre es vonnöten, endlich aus dem alten Verhalten auszusteigen und sich selbst einmal tatenlos, also in kompletter Ruhe, für eine Weile auszuhalten, vielleicht ja in sitzendem Nichttun, und sei es auch nur für eine Viertelstunde am Tag.

Es geht nicht generell darum, insgesamt weniger zu tun, sondern darum, Dinge anders zu tun und unsere Einstellung zu den Aufgaben, die vor uns liegen, zu ändern. Es gibt das Tun, das Nichtstun und das Nichttun. Der Unterschied zwischen Nichtstun und Nichttun besteht nur in einem kleinen »s«, aber in Wahrheit liegt hierin der große Unterschied. Beim Nichtstun lenken wir uns ab. Wir chillen, genießen oder schlafen ein. Beim Nichttun hingegen halten wir aktiv die Leere aus. Wir könnten zwar sofort tätig sein und aktiv werden, denn wir sind hellwach, aber wir halten inne in einer entspannten Position und enthalten uns allen Tuns. Wir sind für eine kleine Weile am Tag einfach enthaltsam und lassen zu, was innerlich in uns hochkommt – und sei es auch unangenehm.

Das Nichttun ist für manche Menschen Schwerstarbeit. Bei regelmäßiger Übung jedoch ändert sich ganz langsam etwas in uns. Wir halten Spannungen besser aus, wir sind nicht mehr so schnell verführbar, auf jede von außen kommende Aktion sofort reagieren zu müssen. Dadurch gewinnen wir mehr inneren Freiraum zu fragen: »Und wozu bitte?« Wir verlieren dadurch eventuell etwas von unserer Spontaneität. Es entsteht mehr Raum zum Nachdenken und die tägliche

Anspannung lässt nach. Wir werden im wahrsten Sinn »Herr im eigenen Haus« und können erstmals wieder freier über vieles entscheiden. Wir gelangen weg von der Fremdbestimmung hin zur Selbstbestimmung. Natürlich lassen sich schwierige äußere Umstände nicht sofort ändern, aber du bestimmst schließlich selbst darüber, ob du darunter leiden willst oder es aktiv auf dich nimmst und langfristig eine Veränderung suchst. Alles beginnt im eigenen Inneren. Alles beginnt mit dem Zulassen deiner ganzen Gefühle, auch der unangenehmen. Diese Arbeit wird dir niemand abnehmen.

Was du zu gewinnen hast? Ein selbstbestimmtes Leben mit einer Menge an Aufgaben, die du dir aber freibestimmt selbst stellst und nach deren Bewältigung du froh, glücklich und stolz bist. Ja, es ist wahr: Die Aufgaben, die wir zu erledigen haben, werden nicht weniger, aber sie werden anders. Das Verantwortungsgefühl wächst und mit ihm die Zufriedenheit. Viele Menschen wissen gar nicht, wozu sie eigentlich in der Lage wären und wieviel sie wirklich gerne tun würden. Alles beginnt damit, sich erst einmal einfach nur hinzusetzen und Nichttun zuzulassen.

Brennnessel, die Kriegerin

Urtica dioica

Die Brennnessel ist eine Pflanze aus der Familie der Brennnesselgewächse (Urticaceae). Die Brennnessel hilft bei Stress- und Erschöpfungszuständen, verleiht Anschub, Energie und Mut.

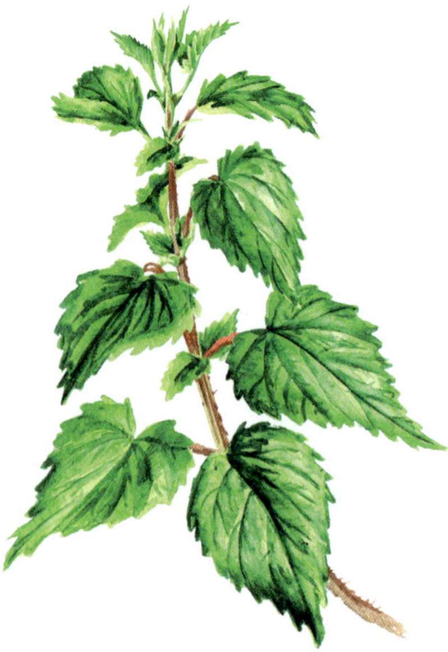

Die Brennnessel hat eine besonders durchdringende Eigenschaft: Bei geringstem Kontakt mit der Haut bricht die kugelförmige Spitze der Brennhaare ab, das Brennhaar dringt durch die Hautoberfläche ein und die enthaltene Flüssigkeit (unter anderem Ameisensäure) wird in die entstandene kleine Wunde gespritzt. Ein anhaltender, brennender Schmerz sowie Quaddeln, die sich auf der Haut bilden, halten uns fern von ihr, wenn wir ihre großen Kräfte nicht kennen.

Sich selbst überwinden und in Bewegung bringen

Die Brennnessel ist sehr eisenreich und ist der »Krieger« unter den Heilpflanzen. Sie steht für Willenskraft und Selbstüberwindung. Sie kann verstockte Prozesse wieder zum Fließen bringen und uns den nötigen Anschub verleihen, unsere Dinge neu zu ordnen. Die Brennnessel ist eine wichtige und gute Pflanze, die dem Menschen hilft, innerlich in Bewegung zu kommen. Gerade die Brennnessel, die mit ihren Brennhaaren ruft: »Bleib mir vom Leib!«, kann uns darauf hinweisen, dass wir etwas verändern müssen und nicht stehen bleiben dürfen. Ihr Schmerz ist auszuhalten und so können wir auch andere, seelische Veränderungsschmerzen aushalten. Wenn man durch den ersten Schock hindurchgeht, dann merkt man bald, dass der Schmerz sehr wohl auszuhalten ist.

Flexibilität erlangen und vorbereitet sein

Die Energie der Brennnessel pikst und stupft uns, damit wir wieder in Bewegung kommen, sie mag keinen Stillstand. Wenn wir uns auf sie einlassen, dann können wir uns auch den seelischen Herausforderungen des Lebens aktiv stellen und sie vielleicht sogar in einer annehmenden, vorbereiteten Haltung vorwegnehmen, damit wir nicht überrollt werden von Schicksalsschlägen. Durch Betrachten der Brennnessel können wir lernen, unser Leben vorausschauender zu gestalten und uns in praktischer Weise täglich in eine kleine Unbequemlichkeit übend hineinzubegeben. Das kann alles Mögliche sein, das ist für jeden etwas anderes und hängt

REZEPT

Frühjahrskur

Du kannst eine Frühjahrskur mit einem Esslöffel frisch gepresstem Saft beginnen und dann täglich um einen Löffel steigern auf insgesamt 14 Löffel. Danach dann wieder absteigen in denselben Schritten. Der Saft kann verdünnt werden mit Wasser oder Buttermilch im Verhältnis 1: 5. Da sie sich leicht zersetzen, solltest du die Brennnesseln höchstens drei Tage frisch im Kühlschrank aufbewahren.

Du kannst aber auch die reifen Samen sammeln, trocknen und zu Pulver vermahlen und bei Erschöpfungszuständen zwei Esslöffel davon täglich einnehmen.

Im Salat, in einer Suppe oder einem Auflauf schmecken Brennnesselblätter leicht nussig aromatisch.

stark von den jeweiligen Lebensumständen ab. So könnte die Brennnesselenergie zum einen sagen: »Dusche täglich kalt«, und zum anderen: »Widersprich einmal nicht«, und zu einem dritten sagt die Brennnessel: »Räume die Küche auf, ohne dich zu beschweren«. Bei all diesen leichten Tätigkeiten üben wir unsere Flexibilität und Bereitschaft, auf Herausforderungen angemessen reagieren zu können. Wie beim Sport können wir durch regelmäßiges Training in einem vorbereiteten Zustand sein, damit wir auf gewiss kommende Herausforderungen leichter reagieren können.

Konzentration auf das Wesentliche

Brennnessel hilft besonders bei einem Übermaß an Informationen, wenn man nicht mehr in der Lage ist zu filtern und nur noch konsumiert. Wer zu viel Wissen ansammelt, ohne es in Erfahrungen umzusetzen, der muss lernen zu filtern und Unwesentliches beiseite zu lassen. Das Thema Verzicht ist unbequem, aber notwendig. Das gilt ebenso auf der seelischen Ebene, auch hier kann man sich zu viel anhören sowie selbst zu viel reden, ohne zwischendurch zur Besinnung zu kommen und nachzuspüren, ob einem diese Art der Gespräche eigentlich wirklich guttut. Auch hier wäre ein Verzicht beizeiten für die Seele erholsam und man lernt, tiefer in sich selbst hineinzuhören. Brennnessel brennt sozusagen alles Überflüssige weg.

Sich von Ballast befreien und Raum schaffen

Auf der körperlichen Ebene entwässert die Brennnessel und regt die Nierentätigkeit an. Damit wirkt sie blutreinigend. Sie gibt dem ganzen Körper einen stark anregenden und erwärmenden Impuls. Eine Frühjahrskur mit frisch ausgepresstem Brennnesselsaft verjagt die Frühjahrsmüdigkeit und regt den Menschen dazu an, sich um seine liegengebliebenen Dinge mit neuem Schwung zu kümmern. Man kann dann besser »ausmisten« auf körperlicher, geistiger und seelischer Ebene. Damit schafft man Raum, in dem man sich aufrichten und neu orientieren kann. Nach Zeiten von großem Stress und in Erschöpfungszuständen kann die Brennnessel uns neu beleben. Wer sich traut, kann einmal vorsichtig mit den Händen in die Brennnesseln fassen. Die brennende, aber ungefährliche Belebung ist sofort zu spüren und diesen Impuls gilt es, ins Leben zu lassen.

Wacholder, die Pflanze der Stärkung

Juniperus communis

Der Wacholder ist eine Pflanze aus der Familie der Zypressengewächse (Cupressaceae). Der Wacholder stärkt, reinigt, entkrampft und beruhigt.

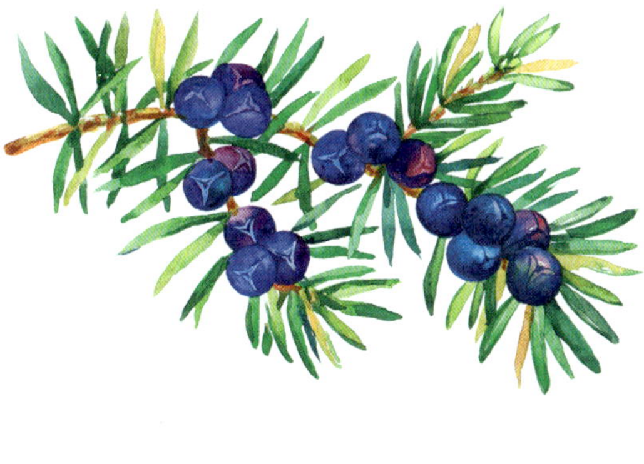

Der Wacholder wächst sehr langsam und extrem stachelig. Er zeigt Hartnäckigkeit und Ausdauer in seinem ganzen Wesen. Er hat ein kräftiges Wurzelwerk und wird sehr alt. Jeder Wacholderbaum hat eine einzigartige, charakteristische Gestalt. Bis in die Nadeln und sein Holz hinein ist er erfüllt von aromatischen, ätherischen Ölen. Die kleinen blau-grünen Beeren, die botanisch gesehen keine Beeren sind, sondern Zapfen, können gekaut werden und sofort merkt man die zusammenziehende Wirkung bei aromatischer Würze im Mund.

Anregung und Stärkung erfahren

Die Beeren regen den Kreislauf an und bringen den Menschen wieder in Schwung. Sie sind ein Stärkungsmittel bei seelischen und körperlichen Erschöpfungszuständen. Sie wirken schleimlösend, schweißtreibend und fiebersenkend. Wacholder macht uns wach und frisch. Seelisch schenkt der Wacholder uns innere Wärme und Zufriedenheit. Er fördert unsere Widerstandskraft gegen Widrigkeiten und stärkt das Selbstvertrauen. Durch sein Feuer gewärmt, trauen wir uns vieles zu. Wir erlangen das Vertrauen, Zumutungen auszuhalten und Krisenzeiten durchzustehen.

Dämonen verjagen und den Geist klären

In vielen Kulturen gehört Wacholder zu den ältesten Räucherpflanzen. Mit seinem Rauch reinigten die Menschen Krankenzimmer und verjagten Dämonen. Dem Wacholder wurde eine allumfassende Schutzwirkung zugesprochen. Er reinigt und klärt den Geist in Konfliktsituationen, nimmt die Angst davor und hilft uns, uns auf das Wesentliche zu konzentrieren. In Krisensituationen, wenn man sich von anderen

ANLEITUNG

MEDITATION

Du kannst mit Wacholdernadeln räuchern oder du legst einen Zweig mit Wacholderbeeren vor dich hin. Stelle dir einen kalten und stürmischen Wintertag vor. Schaue nun vor deinem geistigen Auge, wie der Wacholder allen Winden trotzt, wie er standhält und seine Beeren festhält. Stell dir vor, wie die Kälte einen Raureif um seine Nadeln legt und wie er dennoch nicht erfriert. Sein Harz wärmt ihn und innen lebt er. Er wartet auf den nächsten Frühling. Er träumt von der Wacholderdrossel, die ihm ein Lied singen wird. Er wartet auf die wärmende Sonne, mit deren Hilfe und Kraft er nächstes Jahr neue Beeren bilden wird. Der Wacholderbusch ist die Hoffnung und der Lebenswille der Natur in Reinform.

Atme tief ein und aus und stelle dich gedanklich unter den Wacholderbusch. Seine Kräfte werden dich schützen. Sie geben dir Nahrung, Medizin und Wärme (Feuer). Danke deinem Wacholder.

bedrängt oder überfordert fühlt, beruhigt und entkrampft der Wacholder. Niemand kann uns schaden, wenn wir es nicht zulassen. Wir haben immer das Recht, uns abzugrenzen und unangebrachte Kritik zurückzuweisen.

Das Selbstvertrauen wächst durch Übung

Seine aromatische Würze belebt uns und gibt uns Freude und Schwungkraft zurück. Wacholder macht emotional und geistig frisch. Aufgeschobene Projekte können mit neuer Energie in Angriff genommen werden. Die Toleranz gegen eigene Fehler steigt durch den Wacholder. Besonders wenn man sich etwas zutraut und übt, wächst das Selbstvertrauen. Man lernt dadurch, geduldiger mit sich selbst zu werden, man lernt aus seinen Fehlern und erträgt Unvollkommenheit besser. Selbst, wenn etwas nicht gelingt, so ist die Übung allein schon wichtig und notwendig für uns. Uns als Übende zu sehen und als Lernende zu erfahren macht demütig und bescheiden. Wir üben uns in Geduld mit uns selbst. In der Folge werden wir auch mit anderen Menschen geduldiger.

Auf dem Weg zum Charakter

Besonders der Wacholder ist eine Pflanze, die den Menschen auf seinem Weg zu einem einzigartigen Charakter unterstützt und begleitet. Wenn der Weg zu einfach ist, neigt der Mensch zur Bequemlichkeit. Aber ohne Zumutungen wird der Mensch nichts lernen, denn es sind die Krisen, in denen sich ein Charakter bewähren kann. Der Wacholder besteht aus lauter Zumutungen. Er ist so extrem stachelig, dass er nicht einmal von Schafen gefressen wird, und man kann ihn kaum ohne Handschuhe anfassen. Er zeigt uns, dass er nichts hergibt, was man sich nicht erobert. Es gibt auch auf dem Weg zu einem Charakter nichts geschenkt. Das gute Gefühl, das man bekommt, nachdem man eine Krise gemeistert hat, ist die Anstrengung allemal wert.

ANLEITUNG

BIOGRAFIEN LESEN

Nimm dir einmal eine Biografie eines Menschen vor, der dich interessiert. Beschäftige dich mit seinem Leben, entweder lesend oder als Film. Versuche herauszufinden, was die besonderen Fähigkeiten dieses Menschen sind. Benenne zwei bis drei Charakterzüge, die dir wesentlich erscheinen. Welche Widerstände gab es im Leben dieses Menschen? Woran wäre er vielleicht fast zerbrochen? Und was hat er daraus gemacht, wie ist er damit umgegangen? War es ein gerader Weg, den er gegangen ist oder eher ein Weg mit Hindernissen und Umwegen? Erkenne, wie viel Talent und Glück dieser Mensch hatte und wie viel eigene Fähigkeiten ihn vorangebracht haben, wie Geduld, Fleiß, harte Arbeit oder Opferbereitschaft. Was denkst du, auf welche Fähigkeiten kommt es an im Leben? Und könnten dir solche Fähigkeiten auch helfen auf deinem Weg? Welche Fähigkeiten möchtest du üben und trainieren? Was ist dir wichtig und was kannst du gut?

WIE BLEIBE ICH DRAN?

*Das Dranbleiben bedeutet,
immer wieder von Neuem anzufangen.*

Wenn jemand begonnen hat, sein Leben neu zu ordnen und zu klären, ist er auf einem guten Weg. Es kommt allerdings bei Entwicklungsprozessen vor, dass die ursprünglichen Probleme, die jemanden zu Veränderungen veranlasst haben, auch im Prozess selbst wieder auftreten oder sich sogar verstärken können. Dann sollte man überprüfen, ob man eventuell in alte Verhaltensmuster zurückgefallen ist und es deshalb wieder zu den alten Problemen kommt. Meist ist das aber nicht der Fall, sondern es passiert öfter sogar das Gegenteil: Alte Beschwerden werden gelegentlich stärker, auch wenn jemand bereits begonnen hat, etwas in seinem Leben positiv zu verändern. Das kann als irritierend erlebt werden. Dazu kommt, dass der Leidensdruck zugenommen hat, weil man nicht mehr so sein will, wie man lange war, aber es fehlt einfach noch die Kraft und Übung, sich dauernd anders verhalten zu können.

Zwischen dem »Wie ich sein möchte« und dem »Wie ich gerade leider noch bin« gibt es eine Lücke. Diese Spannung auszuhalten kann sehr anstrengend sein. Auf jeden Fall heißt es nun, dranzubleiben auf seinem Weg und weiterzumachen. Dann merkt man irgendwann, dass es wieder vorangeht und die Probleme weniger werden.

Eine weitere Schwierigkeit in Veränderungsprozessen besteht darin, es zwar hinzubekommen, sich anders zu verhalten, aber zugleich festzustellen, dass man kein gutes Gefühl dabei hat. Eventuell wird man Schuldgefühle seinem Umfeld gegenüber bekommen. Man zweifelt, ob man sich so »egoistisch« verhalten darf, ob man seine Familie und Freunde so vor den Kopf stoßen darf. Auch in diesem Fall gilt es durchzuhalten, denn die Erfahrung zeigt, dass das schlechte Gewissen sich nach einiger Übung von allein auflöst.

Eine weitere mögliche Entwicklung ist folgende: Jemand macht alles richtig, entwickelt sich gut und profitiert enorm von neuen Einsichten, aber er bekommt auf einmal Albträume und eine sehr traurige Stimmung. Er erlebt regelrecht seelische Schmerzen. Was hat es damit auf sich?

Wir kennen Belastungs- und Entlastungssymptome. Belastungssymptome sind Folgen von langanhaltender Überlastung. Der Körper und die Seele können nicht mehr und beginnen, Überforderungssymptome wie z. B. Schmerzen, Angst oder depressive Symptome zu zeigen. Dieses Phänomen haben die meisten Menschen schon einmal erlebt.

Hingegen treten Entlastungssymptome bei Menschen auf, die viel zu lange, meist über Jahre, eine hohe Belastung gut durchgehalten haben. Sie waren selbst nie ernsthaft krank. Dann aber ändern sich die Lebensumstände und die Belastungen fallen ab. Auf einmal beginnt den Betroffenen alles weh zu tun, sie bekommen eine Erkältung nach der anderen, sind müde und erschöpft und verstehen die Welt nicht mehr. Nun holen ihre Seele und ihr Körper alles nach, wozu sie jahrelang nicht die Zeit hatten. Ihr Körper holt sich durch Erkrankungen die Schonung, die er schon seit langer Zeit gebraucht hätte. Das nennt man Entlastungsbeschwerden. Die alten Wunden heilen. Es ist daher nötig, sich genügend Zeit für die Heilung zu lassen und verständnisvoll mit den eigenen Bedürfnissen und Beschwerden umzugehen.

Das Dranbleiben ist das Wichtige, das, worum es geht, auf seinem Weg zu bleiben und Rückschläge tapfer zu ertragen. Nicht zu schnell und nicht zu viel auf einmal zu wollen, sondern einen langen Atem für die eigene Entwicklung zu haben. Erst im Rückblick versteht man sich besser und erkennt den roten Faden im eigenen Leben, aber leben muss man vorwärts.

Immer wieder müssen wir uns neu erfinden, immer wieder beginnen, uns immer wieder aufraffen zu üben. Dazu bedarf es einer wichtigen Fähigkeit, nämlich der des Dranbleibens. Das ist mehr als nur durchhalten, es ist vielmehr ein aktiver Wille zur Gestaltung. Sich nicht durch Kleinigkeiten von seinem Weg abbringen zu lassen und immer wieder das fortzusetzen, was man als förderlich erkannt hat. Jeder von uns hat Stimmungen, Launen, gute Gründe für das Aufschieben seines Trainings und wird auch von außen gestört. Aber es geht gar nicht um das Durchhalten mit eiserner Willenskraft. Ich kann pausieren, aber es wird mich nichts davon abhalten, nach der Pause wieder anzufangen. Dranbleiben meint den großen Kurs in unserem Leben, nicht die kleinen Winzigkeiten. Unterm Strich muss die Richtung stimmen.

Holunder , die Pflanze der Verantwortung

Sambucus nigra

Der Holunder ist eine Pflanze aus der Familie der Moschuskrautgewächse (Adoxaceae). Der Holunder bringt Reife und hilft uns dranzubleiben auf dem Weg der Unterscheidung, der Verantwortung und des Wachstums.

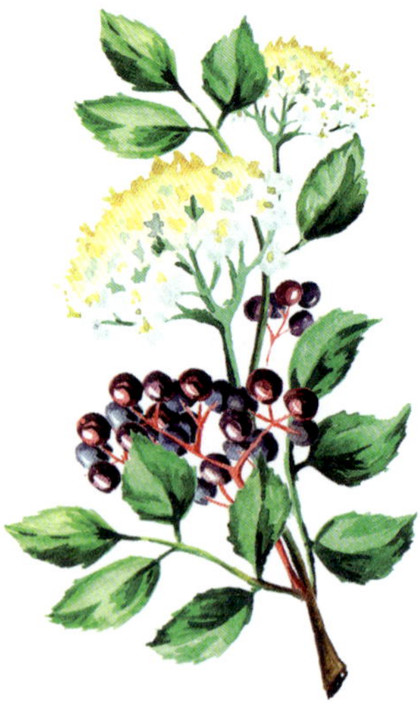

Der Holunder ist eine ganz besondere Schutzpflanze. Früher stand ein Holunderbusch an jedem Bauernhaus. Sein Holz galt als heilig und durfte nicht gefällt oder verbrannt werden. Er schützte Mensch und Tier, sollte sogar den Blitz anziehen, sodass das Haus unbeschadet bleibt. Ganz früher haben die Kranken sogar ihre Krankheit an den Baum gebunden, zumindest symbolisch, der Holunder hat es auf sich genommen. Er ist eine reiche Apotheke gegen alle möglichen Krankheiten.

Die Goldmarie sein

Im Märchen »Goldmarie und Pechmarie« taucht »Frau Holle« auf. In ihrer Figur begegnet uns das Prinzip des Holunders. Frau Holle ist die weise alte Frau, sie lebt in der Anderswelt und ist unseren Gesetzen von Zeit und Raum nicht unterworfen. Frau Holle steht für das Prinzip der Gerechtigkeit: Wer reinen Herzens zu ihr kommt, der erhält, was er gesät hat; wer gierigen Herzens zu ihr kommt, der erhält auch, was er gesät hat. So gibt der Holunderbusch den Menschen das, was sie in ihrem Herzen tragen. Die Menschen haben in ihm eine göttliche Kraft gesehen, eine gerechte, die sich nicht betrügen lässt. So wie im Märchen Frau Holle das reine Herz der Goldmarie erkennt und sie reich belohnt für ihre treuen Dienste, während Pechmarie für ihre Faulheit bestraft wird.

Seelenaufgaben erkennen und annehmen

Die wichtige Frage auf dem Weg der seelischen Heilung ist, was fleißig und faul sein in diesem Märchen bedeutet. Es geht hierbei um innere Prozesse der aktiven Lebensgestaltung. Wenn wir auf das Märchen von Frau Holle vertrauen, dann gibt es hinter allem Sichtbaren einen Sinn. Der Mensch ist nicht nur dazu auf der Welt, um sein Leben zu genießen, sondern es tauchen Aufgaben auf: Wolle spinnen, Brot aus dem Ofen holen, Äpfel vom Baum schütteln, Bettdecken ausschütteln, damit es schneit auf der Welt. Goldmarie hinterfragt all dies nicht, sondern lässt sich auf die ihr gestellten Aufgaben ein, und versucht, diese zu meistern. Sie spinnt solange Wolle, bis sie blutige Finger davon bekommt. Pechmarie hingegen nicht. Gierig und faul wartet sie nur auf ihre Belohnung, lässt sich aber nicht auf die Bewältigung der ihr gestellten Aufgaben ein.

Könnte es bei der Gegenüberstellung der beiden Marien darum gehen zu erkennen, dass ein jeder von uns Seelenaufgaben gestellt bekommt, derer wir uns annehmen müssen und an denen wir wachsen und reifen sollen? Und könnte es also sein, dass es nicht darum geht, wegzuschauen und weg-

REZEPT

Gegen Erkältung und Fieber

Probiere einmal, aus dem roten Saft der reifen Holunderbeeren eine norddeutsche Holunderbeersuppe zu kochen und Grießklößchen dazu zu essen. Sie beugt Erkältung und Fieber vor und stärkt dein Immunsystem. Die reife Beere hat eine stärkere Kraft als der Holunderblütensirup, besonders bei Fieber besitzt sie eine starke Heilkraft.

Dieses Buch wäre nicht entstanden ohne meinen Großvater mit seinem gärtnerischen und heilkundigen Blick, meinen Vater mit seinem psychoanalytischen Wissen, meine Freundin seit Schulzeiten Steffi, die mich die genaue Pflanzenbeobachtung lehrte, meinen allzeit und in jeder Lebenslage unterstützenden Ehemann, die Begeisterung meiner Kinder für das Projekt, das Interesse meiner Patienten, Franco für den unermüdlichen Austausch am Text und die kompetente und wertschätzende Begleitung seitens des Verlages, Herrn Dr. Raps, Frau Riedlinger-Sinanmis und Frau Kreibaum und aller Mitarbeiter. Euch allen herzlichen Dank dafür.

BILDNACHWEIS

Mit 24 Illustrationen von shutterstock.

IMPRESSUM

Umschlaggestaltung von Claudia Geffert unter Verwendung einer Illustration von AdobeStock/AJay.

Mit 24 Illustrationen.

Alle Angaben in diesem Buch erfolgen nach bestem Wissen und Gewissen. Sorgfalt bei der Umsetzung ist indes dennoch geboten. Der Verlag und der Autor übernehmen keinerlei Haftung für Personen-, Sach- oder Vermögensschäden, die aus der Anwendung der vorgestellten Materialien, Methoden oder Informationen entstehen könnten.

Unser gesamtes Programm finden Sie unter
kosmos.de/nymphenburger

Gedruckt auf chlorfrei gebleichtem Papier

MIX
Papier | Fördert gute Waldnutzung
FSC® C023164
FSC
www.fsc.org

ISBN 978-3-96860-088-8
Projektleitung: Monika Riedlinger-Sinanmis, Laila Prota
Gestaltung und Satz: Grafikdesign Storch/Ulrike Vohla
Produktion: Kim Kanstinger
Druck und Bindung: LONGO AG
Printed in Italy / Imprimé en Italie

zulaufen vor den Aufgaben, die wir vor uns haben? Könnte es sein, dass es – wenn wir nicht leer ausgehen und kein Pech erleben wollen – darum geht, auf Herausforderungen zu reagieren, sie mit Herz und Verstand anzunehmen, zu durchdenken und ebenso emotional zu bewältigen?

Das könnte bedeuten, selbst in harten Zeiten mit der Arbeit weiterzumachen, sein Leben zu gestalten und die Aufgaben, die sich einem stellen, anzunehmen. Wie der Lebensfaden, den Goldmarie am Brunnen spinnen muss, bis ihre Finger blutig davon werden.

Ehrlichkeit macht frei

Der Holunder steht hier für das Unterscheiden und Differenzieren der inneren Haltungen, ob man es ehrlich meint und sich fleißig bemüht oder ob man sich treiben lässt, in Selbstlüge und Selbstmitleid versinkt, zu nachlässig und faul ist, sich um sein Leben selbst zu kümmern.

Der Holunder kann uns helfen, besser zu unterscheiden in meine Verantwortung und deine Verantwortung. Er kann uns erkennen lassen, wie es um unsere Ehrlichkeit bestellt ist. Ob wir eigensüchtige Motive haben, etwas zu bewegen, oder ob wir aus einer inneren Notwendigkeit heraus handeln. Ob wir uns ständig selbst bedauern, dass uns keiner helfen will, oder ob wir erkennen, dass nur wir selbst die Zügel unseres Lebens in die Hand nehmen können.

Das Ergebnis der Selbsterkenntnis kann niederschmetternd sein: festzustellen, dass man vor den eigenen Lebensaufgaben davongelaufen ist und sich ihnen nicht gestellt hat. Nur vor uns selbst können wir nicht davonlaufen. Echte Wahrheit kann wehtun und unangenehm sein. Nur die echte Wahrheit befreit. Wir spüren es intuitiv.

Einsicht und Weisheit erlangen

Der Holunderbusch steht für die Weiblichkeit in der Natur und ist das Symbol der Weiblichkeit in drei Gestalten: die unschuldige Jungfrau in ihrem weißen Blütenkleid, die fruchtbare, Leben schenkende Frau mit den roten Beeren und die reife Frau, die dem Tod begegnet ist, mit den reifen, schwarzen Beeren. So wie sich der Holunder im Lauf der Jahreszeiten verändert, von duftigen Blüten hin zu reifen, schwarzen Beeren, die ungekocht giftig sind, so beschenkt er uns mit der Gabe der Wandlungsfähigkeit und Klarheit und Wahrheit.

Wandlung zulassen bedeutet, Änderungen im Leben zu akzeptieren und nicht krampfhaft an allem Alten festzuhalten. Meist will der Verstand es nicht einsehen, aber Intuition und Gefühl spüren, dass Änderung notwendig wäre. Lassen wir uns darauf ein, nicht nur dem eigenen Verstand zu trauen, sondern auch unserer Intuition, und die Wahrheit in den allgemeinen Lebenskräften, der Natur und dem Spirituellen zu suchen. Wir können uns dem höheren Prinzip der Frau Holle öffnen und echte Einsicht und Weisheit in unser Leben lassen.

Engelwurz, das Durchhaltevermögem

Angelica archangelica

Die Engelwurz ist eine Pflanze aus der Familie der Doldenblütler (Apiaceae). Engelwurz hüllt ein, schützt, wärmt und verleiht Standfestigkeit.

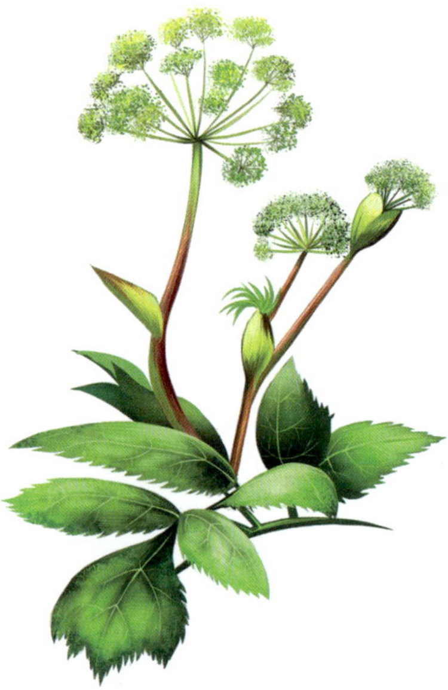

Die Engelwurz ist eine sehr große Pflanze. Sie wächst bis zu zwei Meter hoch und hat eine kräftige Wurzel. Die hohlen Stängel sind glatt, leicht violett angehaucht und weiß bereift. Die Blätter sind zwei- bis dreifach gefiedert, die oberen mit großen, blasig aufgetriebenen Blattscheiden. Als Heilmittel für Tee wird die Wurzel verwendet, bevor die Pflanze aufstängelt und blüht. Sie duftet aromatisch.

Geborgenheit in der Umhüllung erleben

Engelwurz ist wie die Wilde Möhre auch ein Doldenblütler, bildet aber ihre Schirme nicht mit einer versenkten Mitte wie die Möhre, sondern im Gegenteil mit einer konvexen

REZEPT

Kandierte Angelikastängel

Als Süßigkeit kannst du einmal ausprobieren, die Stiele der Angelika zu kandieren. Dazu brauchst du ca. 200 g Stiele, die du in 10 cm lange Stängel schneidest und die Stängel in einzelne Scheiben. Für zehn Minuten lässt du sie in einem halben Liter Wasser mit 200 g Zucker und etwas Zitronensaft kochen. Anschließend werden die Scheiben auf einem Backblech mit Puderzucker bestreut und eine Stunde bei niedrigen Temperaturen getrocknet.

Oberfläche. Das heißt, die Blütendolden sehen kugelförmig aus. Da sie aus vielen kleinen Einzelblüten bestehen, ist es leicht, ins Innere dieser Kugeln zu blicken. Sie sind leer. Das Besondere dieser Pflanze ist es, eine Kugelhülle zu bilden. Auch die Stängel sind hohl, ebenso wie die Blattscheiden an den Stängelknoten, die eine Hülle für die jungen Blätter und den Stängelaustrieb bilden. Die Hüllenbildung ist ein auffallendes Merkmal der Engelwurz und dieses Prinzip gilt ebenso für ihre seelische Wirkung. Die Engelwurz bildet für uns eine Art seelischen Schutzraum. Wer sich geborgen fühlt, der muss nichts fürchten. Die Angst vor Neuem und Unbekanntem wird leichter ertragen durch ein gestärktes Geborgenheitsgefühl. Immer, wenn in unserem Leben eine Hülle verletzt wird, kann die Angelika uns helfen. Unsere Hüllen sind so etwas wie unsere verschiedenen Rollen im Leben oder auch die Dinge, die uns umgeben, von der Kleidung bis zum Auto oder der Wohnung. Alle diese Hüllen können verloren gehen oder verletzt werden.

Durchhalten und Dranbleiben

Falls uns diese Verletzung unserer Hüllen unerwartet heftig oder lang anhaltend widerfährt, dann fühlen wir uns ausgezehrt. Auch dann hilft Angelikawurzel, sie wird körperlich nach langen und zehrenden Krankheiten zur Kräftigung eingenommen und hilft bei seelischer Erschöpfung. Das Dranbleiben fällt leichter mit ihr. Sie stärkt den Mut zum Leben und das Durchhaltevermögen. Damit ist Angelika eine starke Begleiterin durch die Tiefen des Lebens, vor allem dann, wenn wir am liebsten aufgeben würden. Mit ihr ist es uns nicht nur möglich durchzuhalten, sondern wir fühlen uns sogar gefestigt auf unserem Weg.

ANGELIKA – ENGELWURZ

Angelika, Angelika,
Du stehst auf meiner Wiese.
Dein Blütenduft weht in mein Haar,
ich will die Augen schließen.
Und träume dann,
Du kommst zu mir
und nimmst mir meine Angst.
Du bist so groß,
ich weiß genau,
dass Du das sicher kannst.
Im Herbst dann
nehme ich Dein Rohr
und schnitz mir eine Dose.
Da leg ich meine Ängste rein
und steck sie in die Hose.
Da sind sie dann
ganz nah bei mir,
sie sind mir wohl bekannt.
Die Dose aus Angelika,
die hat sie fest gebannt.
Angelika, Angelika,
Du bist so groß und schön.
Du hältst mir meine Seele warm,
mir kann nichts mehr geschehen.

Roswitha von der Graefe

Standfestigkeit erlangen

Wer unsicher in seinen Entscheidungen ist und keine Standfestigkeit hat, der braucht wieder Boden unter den Füßen. Wenn man zwar weiß, was man will, aber es nicht schafft, sich auch durchzusetzen, dann ist es besonders wirksam, den Blick kurz ins Innere zu lenken, sich sozusagen mit dem Inneren zu verbinden. Aus diesem Impuls heraus gelingt es meist besser, sich im Außen durchzusetzen. Andere Meinungen können einen nicht so leicht zum Umfallen bringen. Auch körperliche Schwäche, Reiseübelkeit und Nervosität können durch die bittere Note der Angelika wirksam bekämpft werden. Dazu einen Tropfen vom ätherischen Angelika-Öl in die Handflächen geben und tief einatmen.

DANKSAGUNG